Ustawa bilansująca: Książka kucharska o niskiej zawartości białka

100 aromatycznych dań dla osób prowadzących styl życia o niskiej zawartości białka

Melania Michalska

**Wszelkie prawa zastrzeżone.
Zastrzeżenie**

Zawarte informacje mają służyć jako kompleksowy zbiór strategii, na temat których autor tego eBooka przeprowadził badania. Streszczenia, strategie, porady i triki są jedynie rekomendacjami autora i przeczytanie tego eBooka nie gwarantuje, że uzyskane wyniki będą dokładnie odzwierciedlać wyniki autora. Autor eBooka dołożył wszelkich starań, aby zapewnić czytelnikom eBooka aktualne i dokładne informacje. Autor i jego współpracownicy nie ponoszą odpowiedzialności za jakiekolwiek niezamierzone błędy lub pominięcia, które mogą zostać znalezione. Materiał zawarty w eBooku może zawierać informacje pochodzące od osób trzecich. Materiały stron trzecich zawierają opinie wyrażone przez ich właścicieli. W związku z tym autor eBooka nie ponosi odpowiedzialności za jakiekolwiek materiały lub opinie osób trzecich. Niezależnie od tego, czy chodzi o rozwój Internetu, czy też o nieprzewidziane zmiany w polityce firmy i wytycznych dotyczących publikacji, to, co zostało uznane za fakt w chwili pisania tego tekstu, może później stać się nieaktualne lub nie mieć zastosowania.

EBook objęty jest prawami autorskimi © 2023, wszelkie prawa zastrzeżone. Rozpowszechnianie, kopiowanie lub tworzenie dzieł pochodnych na podstawie tego eBooka w całości lub w części jest nielegalne. Żadna część tego raportu nie może być powielana ani retransmitowana w jakiejkolwiek formie bez pisemnej, wyraźnej i podpisanej zgody autora.

Indeks ogólny

WSTĘP **8**

ŚNIADANIE **10**

   1. Tacos na śniadanie 10
   2. Hash z grilla 13
   3. Frittata z oliwek i ziół 16
   4. Szparagowa Frittata 19
   5. Tost Truskawkowo-Migdałowy 22
   6. Naleśniki z kawałkami czekolady 24
   7. Gofry czekoladowo-orzechowe 27
   8. Słodkie naleśniki o niskiej zawartości białka ... 30
   9. Tosty bananowo-czekoladowe 32
  10. Tosty z serem i pesto 34

PRZEKĄSKI I DODATKI **36**

  11. Ryż Szafranowy z Pistacjami 36
  12. Marchew pieczona balsamicznie 39
  13. Pieczone ziemniaki 41
  14. Serowa zapiekanka z dyni 44
  15. Chipsy i Guacamole 47
  16. Pikantna mieszanka przekąsek 50
  17. Batony Granola i suszone wiśnie 53
  18. Babeczki Owocowo-Orzechowe 56
  19. Pulpety Wieprzowe i Migdałowe 59

DESERY **62**

  20. Podwójne batoniki dyniowe 62
  21. Zbierz ciasto jabłkowe 65
  22. Ciasto Przekąskowe Czekoladowo-Cukiniowe ... 68
  23. Dunkingowe Ciasteczka z Sosem Orzechowym ... 71

24. Makaroniki czekoladowo-migdałowe..........................74

25. Pieczeń z Indyka..........................77

26. Czekoladowe ciasteczka żurawinowe..........................80

27. Pizze z indykiem Santa Fe..........................83

28. Pomarańczowe Frappé z Truskawkami..........................86

29. Sorbet jagodowy..........................88

30. Sushi..........................90

31. Jagodowe babeczki..........................93

32. Tarta melasowa..........................96

33. Affogato „lody"..........................99

34. Lody kawowe[1]..........................102

35. Brownie kawowe..........................105

36. plasterki jabłka..........................108

37. Pan wyrachowany..........................111

38. Mus z jajek wielkanocnych..........................114

39. Ciasteczka Dżemowe..........................117

40. deser Eton Mess..........................120

41. Beza..........................122

KANAPKI I BURGERY..........................125

42. Kanapka z Grzybami..........................125

43. Burgery z grillowanymi grzybami..........................128

44. Kanapki z serem oliwkowo-kremowym..........................130

45. Kanapki z Łososiem z Wasabi..........................132

46. Tandetna kanapka z kurczakiem..........................134

47. Panini z Indyka z Awokado..........................137

48. z grillowaną szynką..........................140

49. Burger z tuńczykiem i cytryną Aioli..........................143

50. Szarpana wieprzowina z grilla..........................146

.UPY I SAŁATKI..........................149

51. Schłodzona letnia zupa..............149

52. Zupa pomidorowa z awokado..............152

53. Zupa z Dyni Piżmowej..............155

54. Afrykańska Zupa Orzechowa..............158

55. Zupa z soczewicy..............161

56. Włoska Zupa Z Zielonych I Fasoli..............164

57. Zupa Cebulowa Bez Sera..............167

58. Sałatka Brokułowo-Orzechowa..............169

59. Sałatka z makaronem Tortellini..............172

60. Sałatka z jęczmienia i fasoli..............175

61. Sałatka Szpinakowa Z Awokado..............178

62. Sałatka francuska z soczewicy..............181

63. Półmisek Sałatki Jajecznej..............185

64. Klasyczna sałatka grecka z krewetkami..............188

65. Świąteczna sałatka z indyka..............191

66. Sałatka z curry jęczmiennej i krewetek..............194

67. Penne a la Norma..............197

68. GAZPACHO..............200

69. DUSZONA CZERWONA KAPUSTA..............202

70. FRANCUSKA ZUPA CEBULOWA..............205

DRÓB..............208

71. Kurczak z salsą awokado-pomarańczową..............208

72. Smażony kurczak i warzywa..............211

73. Pomarańczowy kurczak i brokuły..............214

74. Kurczak po syczuańsku i ryż..............217

75. Kurczak Z Gruszkami I Orzechami Włoskimi..............220

76. Meksykański kurczak z pestkami dyni..............223

77. Pieczony kurczak cytrynowy..............226

78. Kurczak w parmezanie..............229

79. Rolada z Nadziewanego Kurczaka..............232

80. Ostre chilli z indyka 235

RYBY I OWOCE OWOCA 238

81. Łosoś z Groszkiem Śnieżnym 238
82. Sola Nadziewana Cukinią 241
83. Pieczona Flądra z Karczochami 244
84. Pieczony dorsz z koprem włoskim 247
85. Tilapia na parze z pesto 250
86. Krewetki czosnkowe 253
87. Przegrzebki po jamajsku 256
88. Cytrynowe Linguine z Przegrzebkami 259

WEGETARIAŃSKI 262

89. Smażone tofu 262
90. Tofu w curry kokosowej 265
91. Curry z soczewicy i kalafiora 268
92. Wegetariańskie Picadillo z orzechami nerkowca 271
93. Makaron Soba z Sosem Orzechowym 274
94. Fusilli z Pieczarkami i Boćwiną 277
95. Papryka Nadziewana w Stylu Meksykańskim 280
96. Zapiekanka Gnocchi 283

JEŚĆ 286

97. Filet Mignon z Musztardą 286
98. Grecka zapiekanka z bakłażana 289
99. Wieprzowina pekan w pięciu smakach 292
100. Grillowane kotlety schabowe z pomarańczą 295

WNIOSEK 298

WSTĘP

Witamy w „Ustawie o równowadze: książce kucharskiej o niskiej zawartości białka". W świecie ograniczeń dietetycznych rozumiemy wyzwania związane z utrzymaniem niskobiałkowego stylu życia, a jednocześnie delektowaniem się pysznymi, satysfakcjonującymi posiłkami. Ta książka kucharska to Twój towarzysz w kulinarnej podróży, która udowadnia, że nie musisz rezygnować ze smaku na rzecz zdrowia.

Niezależnie od tego, czy przestrzegasz diety niskobiałkowej ze względów medycznych, osobistych wyborów czy specjalnych wymagań dietetycznych, nasza kolekcja przepisów ma na celu pomóc Ci cieszyć się zrównoważonym, pożywnym i pełnym smaku życiem. Wierzymy, że dobre odżywianie nigdy nie powinno oznaczać rezygnacji ze smaku i różnorodności. Na tych stronach oferujemy Ci skarbnicę kreatywnych przepisów, które minimalizują zawartość białka, nie umniejszając przyjemności jedzenia.

Nasze przepisy obejmują tętniący życiem świat owoców, warzyw, zbóż i składników roślinnych, udowadniając, że dieta niskobiałkowa może być bogata w kolor, konsystencję, a przede wszystkim smak. Od śniadania po kolację, od przekąsek po specjalne okazje – mamy dla Ciebie pomysły i dania, które są nie tylko pożywne, ale także przyjemne w smaku.

ŚNIADANIE

1. Tacos na śniadanie

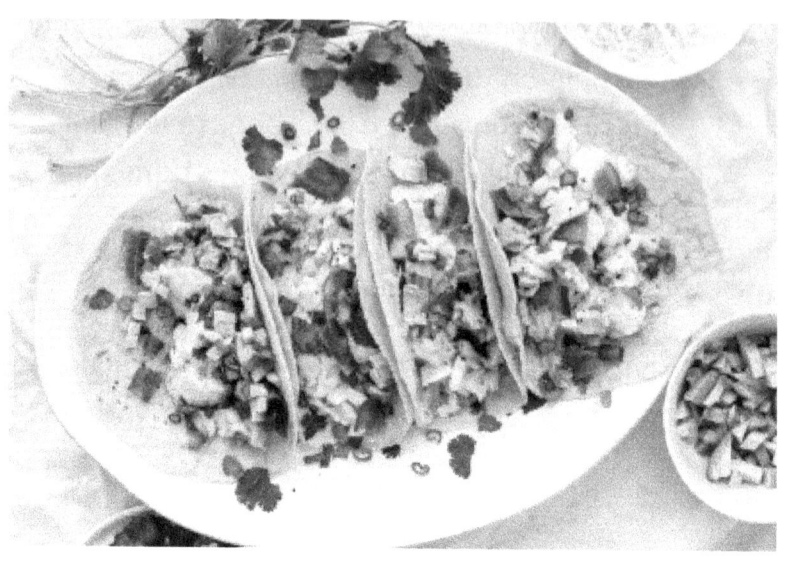

SKŁADNIKI

- 1 łyżeczka mielonego kminku
- 1 (15 uncji) puszka różowej fasoli bez dodatku soli
- 4 szalotki, pokrojone w plasterki
- 1 mała czerwona papryka, pokrojona w cienkie paski
- ½ szklanki bulionu z kurczaka o obniżonej zawartości sodu
- 2 ząbki czosnku, posiekane
- 4 jajka
- 4 łyżki bez tłuszczu Jogurt
- 4 łyżki salsy
- 8 (6 cali) tortilli kukurydzianych, tostowych

a) Rozgrzej 10-calową patelnię z powłoką nieprzywierającą na średnim ogniu. Dodaj kminek i smaż, od czasu do czasu mieszając, przez około 30 sekund lub do momentu, aż zacznie pachnieć. Dodać fasolę, szalotkę, paprykę, bulion i czosnek. Doprowadzić do wrzenia, następnie zmniejszyć ogień, aby mieszanina się zagotowała. Gotuj przez 8 minut.

b) Tylną częścią łyżki wykonaj cztery wgłębienia w fasoli. każde jajko wbij do pucharka z kremem i wlej do każdego wgłębienia. Przykryj i gotuj przez około 8 minut.

c) Nałóż każdą porcję mieszanki fasoli z jajkiem na talerz. Posyp oliwkami wokół i wokół fasoli. Każdą porcję posyp 1 łyżką jogurtu i 1 łyżką salsy.

2. Hash z grilla

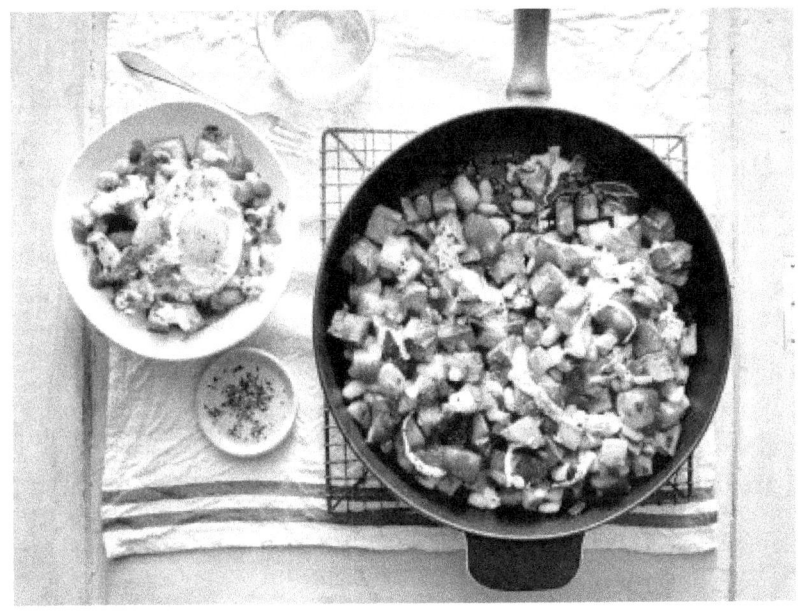

SKŁADNIKI

- 3 słodkie ziemniaki, obrane i posiekane
- 1 (8-uncjowe) opakowanie tempeh, posiekanego
- 1 cebula, drobno posiekana
- 1 czerwona papryka, drobno posiekana
- 1 łyżka kupnego sosu barbecue
- 1 łyżeczka przyprawy Cajun
- $\frac{1}{4}$ szklanki posiekanej świeżej pietruszki
- 4 jajka Sos paprykowy (opcjonalnie)

a) Rozgrzej 3 łyżki oleju na dużej patelni z powłoką nieprzywierającą na średnim ogniu. Dodaj słodkie ziemniaki i tempeh i gotuj, mieszając od czasu do czasu, przez 5 minut lub do momentu, aż mieszanina zacznie się rumienić. Zmniejsz ogień do średniego.

b) Dodać cebulę i paprykę i smażyć jeszcze 12 minut, pod koniec gotowania częściej mieszając, aż tempeh się zrumieni, a ziemniaki będą miękkie.

c) Dodać sos barbecue, przyprawę Cajun i natkę pietruszki. Wymieszaj, a następnie podziel na 4 talerze.

d) Wytrzyj patelnię ręcznikiem papierowym. Zmniejsz ogień do średniego i dodaj pozostałą 1 łyżkę oleju. Wbij jajka na patelnię i smaż do pożądanego stopnia ugotowania.

e) Na każdą porcję haszyszu wsuń jajko i podawaj od razu. W razie potrzeby podaj na stół sos z ostrej papryki.

3. **Frittata z oliwek i ziół**

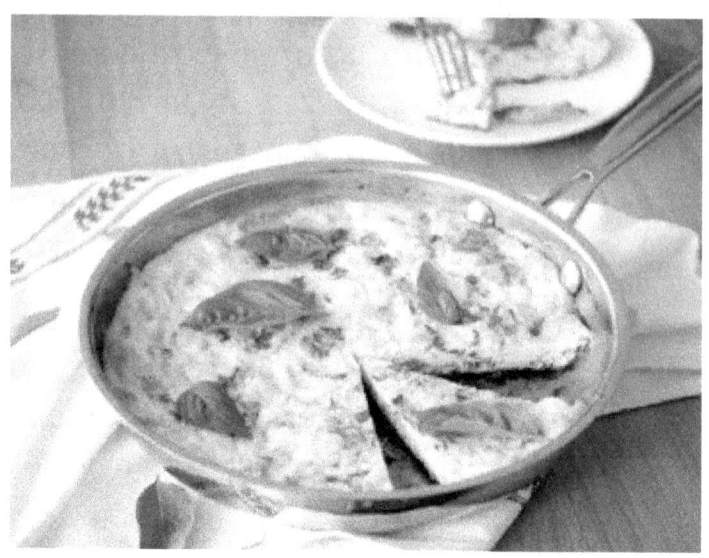

SKŁADNIKI

- 1 łyżeczka oliwy z oliwek, najlepiej extra virgin
- 3/4 szklanki posiekanej czerwonej papryki
- 3/4 szklanki posiekanej zielonej papryki
- 3/4 szklanki (3 uncje) posiekanego sera Monterey Jack o obniżonej zawartości tłuszczu
- 2 łyżki posiekanej świeżej bazylii
- 5 jaj + 2 białka, lekko ubite
- $\frac{1}{4}$ łyżeczki soli Zmielony czarny pieprz

a) Rozgrzej piekarnik do 375°F. Pokryj 9-calową patelnię żaroodporną sprayem z oleju roślinnego. Umieścić na średnim ogniu. Dodaj olej. Podgrzewaj przez 30 sekund. Dodaj paprykę. Gotuj, mieszając od czasu do czasu, przez około 5 minut lub do momentu, aż będzie miękka. Na patelnię wsypujemy ser i bazylię. Dodać jajka, białka, oliwki, sól i pieprz.

b) Piec około 30 minut lub do momentu, aż jajka się zetną. Lekki stojak do lekkiego ostygnięcia. Pokrój w kliny.

4. szparagowa Frittata

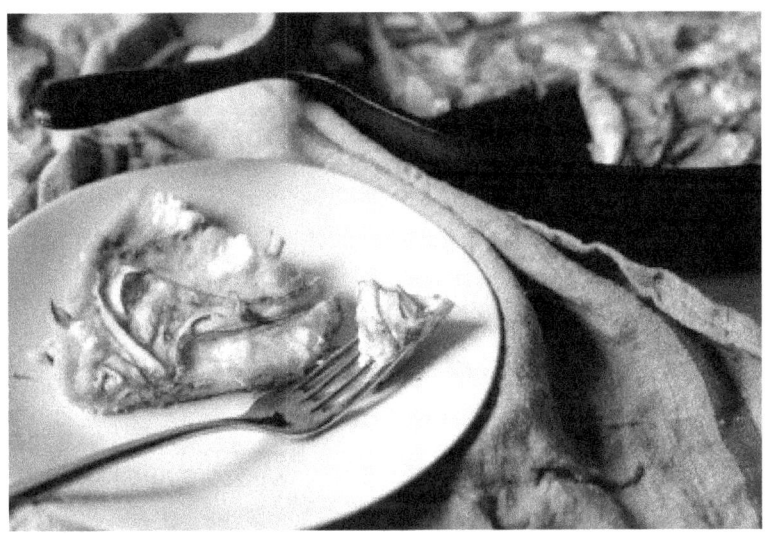

SKŁADNIKI

- ½ funta szparagów, pokrojonych na 1-calowe kawałki
- ¼ cebuli, drobno posiekana
- 4 jajka
- 2 białka jaj
- 2 łyżki zimnej wody
- 2 łyżeczki świeżo startej skórki pomarańczowej
- ¼ łyżeczki soli Świeżo zmielony czarny pieprz

a) Rozgrzej piekarnik do 350°F. Podgrzej 10-calową patelnię żaroodporną z powłoką nieprzywierającą na średnim ogniu przez 1 minutę. Dodaj olej i podgrzewaj przez 30 sekund. Dodaj szparagi i cebulę. Gotuj, mieszając, przez około 2 minuty lub do momentu, aż szparagi staną się jasnozielone.

b) W międzyczasie ubić jajka, białka, wodę, skórkę pomarańczową i sól. Wlać na patelnię i smażyć przez 2 minuty lub do momentu, aż zacznie osadzać się na dnie. Użyj silikonowej szpatułki, aby podnieść uformowane krawędzie i pozwolić, aby surowa mieszanka spłynęła pod spód. Dobrze dopraw pieprzem.

c) Włożyć do piekarnika i piec 6 minut. Za pomocą szpatułki podnieś brzeg mieszanki jajecznej i przechyl patelnię, aby surowe jajko i olej spłynęły pod spód. Piec około 6 minut dłużej lub do momentu, aż ciasto będzie puszyste i złociste.

5. Tost Truskawkowo-Migdałowy

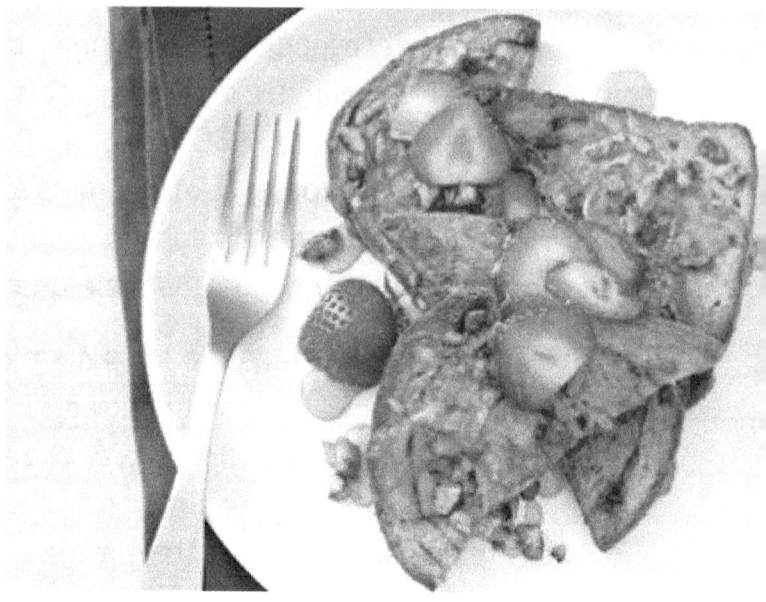

SKŁADNIKI

- 1 jajko
- ¼ szklanki odtłuszczonego mleka
- ¼ łyżeczki mielonego cynamonu
- 1 kromka chleba pełnoziarnistego
- 1 łyżeczka margaryny trans-free
- ½ szklanki pokrojonych truskawek

a) W płytkiej misce ubić jajko z mlekiem i cynamonem. Zanurz obie strony chleba w mieszance jajecznej.

b) Rozpuść margarynę na patelni z powłoką nieprzywierającą na średnim ogniu. Smaż chleb przez około 2 do 3 minut z każdej strony lub do złotego koloru. Przeciąć na pół po przekątnej. Połóż połowę na talerzu. Na wierzch połóż połowę truskawek i migdały.

c) Przykryj drugą połówką tostów i pozostałymi truskawkami i migdałami.

6. Naleśniki z kawałkami czekolady

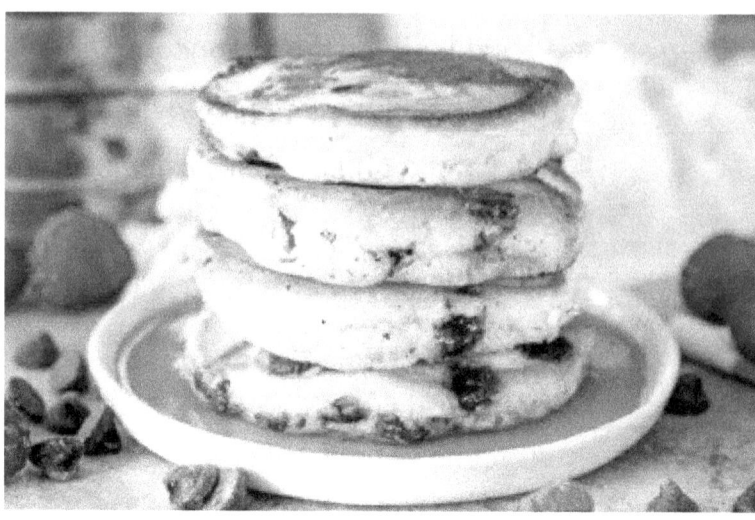

SKŁADNIKI

- 2/3 szklanki mąki pełnoziarnistej
- 2/3 szklanki niebielonej mąki uniwersalnej
- 1/3 szklanki mąki kukurydzianej
- 1 łyżka proszku do pieczenia
- ½ łyżeczki sody oczyszczonej
- 2 szklanki beztłuszczowego jogurtu waniliowego
- 3/4 szklanki beztłuszczowego substytutu jajka
- 2 łyżki oleju rzepakowego
- 3/4 szklanki bitej polewy niemlecznej

a) Połącz mąkę, mąkę kukurydzianą, proszek do pieczenia i sodę oczyszczoną w dużej misce. Wymieszaj jogurt, substytut jajka, kawałki czekolady i olej.

b) Posmaruj dużą patelnię z powłoką nieprzywierającą sprayem do gotowania i podgrzej na średnim ogniu.

c) Na każdy naleśnik na patelnię nałóż 2 łyżki ciasta. Smaż naleśniki przez 2 minuty lub do momentu, aż na powierzchni pojawią się bąbelki, a brzegi się zetną. Odwróć i smaż, aż lekko się zrumieni, około 2 minuty dłużej. Powtórz z pozostałym ciastem.

d) Na każdy naleśnik nałóż 1 łyżeczkę ubitej polewy.

7. Gofry czekoladowo-orzechowe

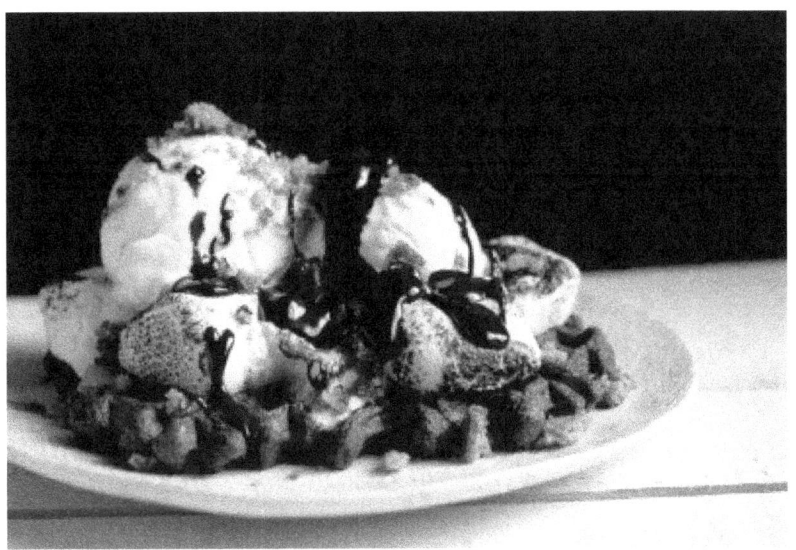

SKŁADNIKI

- 1 ½ szklanki mąki pełnoziarnistej
- ½ szklanki niesłodzonego kakao w proszku
- 2 łyżeczki proszku do pieczenia
- ¼ łyżeczki sody oczyszczonej
- 1 szklanka 1% mleka
- ½ szklanki brązowego cukru pudru
- 2 łyżeczki proszku espresso
- 3 łyżki jasnej oliwy z oliwek
- 3 białka jaj
- 1/8 łyżeczki soli
- 3 łyżki syropu klonowego

a) W dużej misce wymieszaj mąkę, kakao, proszek do pieczenia i sodę oczyszczoną, aż się połączą. Zrób wgłębienie na środku mąki i dodaj mleko, cukier, espresso w proszku i olej. Mieszaj składniki, aż się połączą.

b) Rozgrzej gofrownicę przez 4 minuty lub zgodnie z instrukcją producenta. Do ciasta czekoladowego dodać białka w 3 porcjach, mieszając tylko do momentu połączenia składników.

c) Tuż przed użyciem pokryj rozgrzane ruszty waflowe sprayem kuchennym. Dodaj taką ilość ciasta, aby prawie przykryła kratki waflowe (2/3 szklanki) i gotuj przez 3 do 4 minut.

8. **Słodkie naleśniki o niskiej zawartości białka**

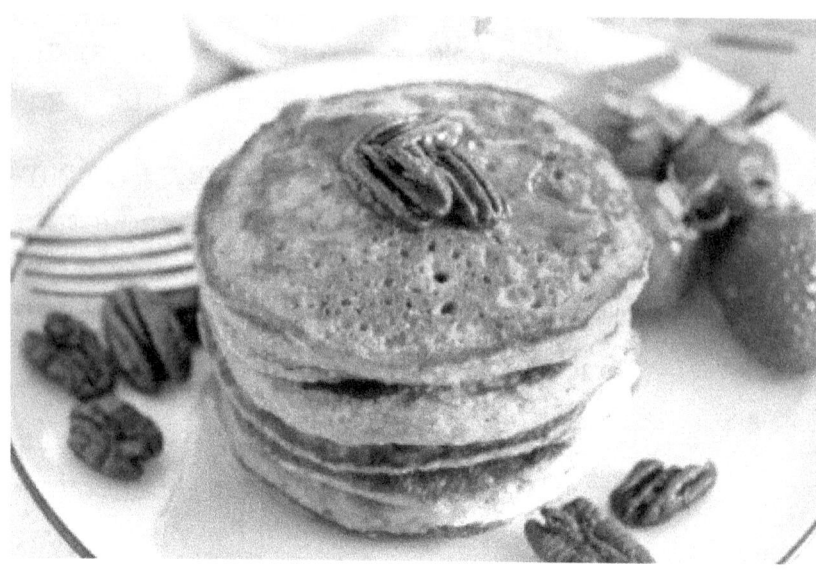

SKŁADNIKI

- 1 Słodkie ziemniaki
- 2 łyżeczki oleju
- ¼ łyżeczki soli
- ¼ łyżeczki pieprzu
- ½ łyżeczki Mieszanki ziół

a) Rozgrzej piekarnik do 200 °C/wentylator 180 °C/gaz 6.

b) Słodkie ziemniaki pokroić w ósemki.

c) W misce wymieszaj kliny z pozostałymi składnikami.

d) Piec na blasze do pieczenia przez 15-20 minut lub do złotego koloru.

9. Tosty bananowo-czekoladowe

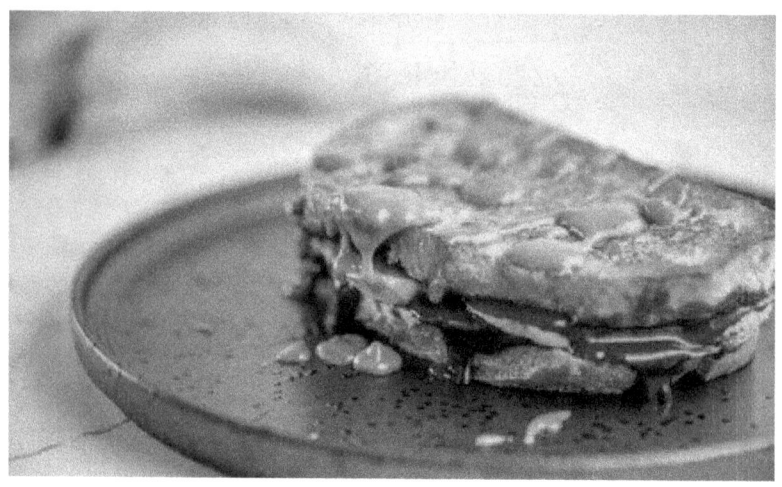

SKŁADNIKI

- 1 banan, puree
- ½ x 25 g batonika Vitabite, pokrojonego w plasterki
- 2 x kromka chleba niskobiałkowego, pokrojona na grubość 1 cm

a) Rozgrzej maszynę do tostów lub prasę do panini zgodnie z instrukcjami producenta .

b) Dodaj banana do chleba i posyp Vitabite.

c) Na wierzch połóż drugą kromkę chleba i włóż do opiekacza do tostów lub prasy do panini.

d) Smażyć przez 2 minuty lub do złotego koloru.

10. Tosty z serem i pesto

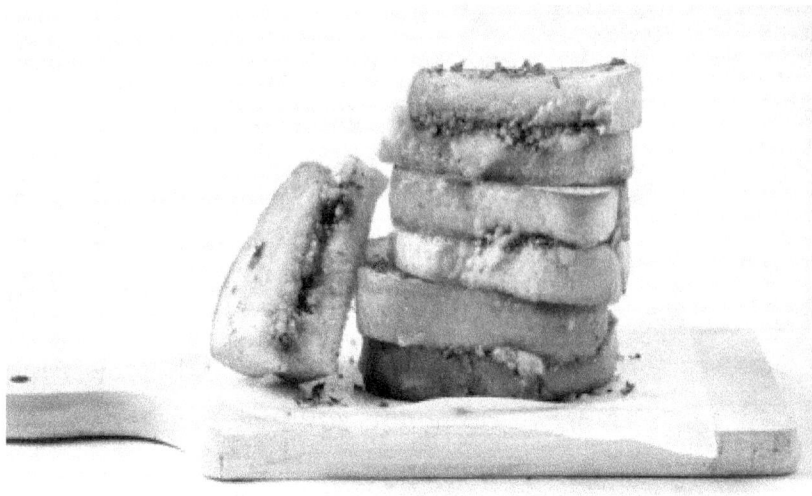

SKŁADNIKI

- 50g Violife oryginału, startego
- 1 łyżka pesto niskobiałkowego
- 2 x kromka chleba niskobiałkowego, pokrojona na grubość 1 cm

a) Rozgrzej maszynę do tostów lub prasę do panini zgodnie z instrukcjami producenta .

b) Dodaj Violife do 1 kromki chleba i posyp pesto.

c) Na wierzch połóż drugą kromkę chleba i włóż do opiekacza do tostów lub prasy do panini.

d) Smażyć przez 2 minuty lub do złotego koloru

PRZEKĄSKI I DODATKI

11. Ryż Szafranowy Z Pistacjami

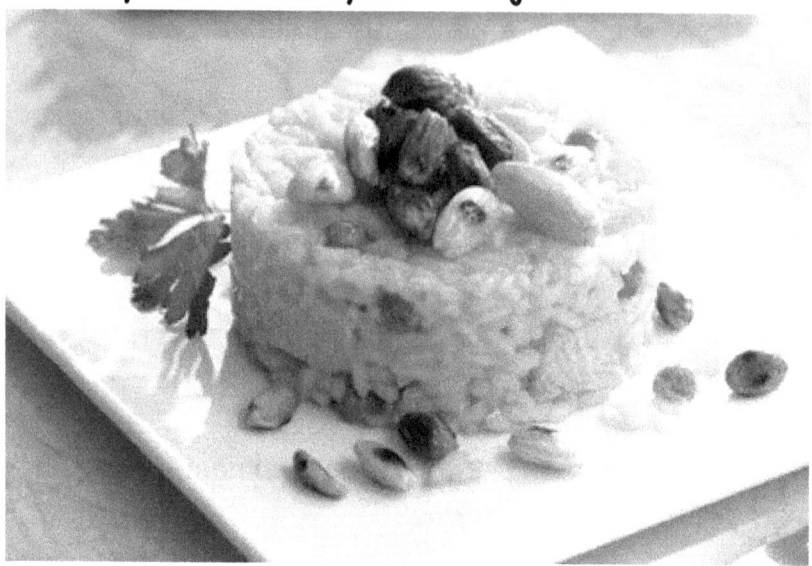

SKŁADNIKI

- ½ łyżeczki nitek szafranu
- 1 łyżka stołowa + 2¼ szklanki wody
- 1 łyżeczka oliwy z oliwek
- ½ łyżeczki soli
- 1 ½ szklanki błyskawicznego brązowego ryżu

a) Szafran namoczyć w małej misce w 1 łyżce wody i pozostawić na 20 minut. Za pomocą grzbietu łyżki rozgnieć nitki.

b) Smażyć pistacje na dużej patelni z powłoką nieprzywierającą na średnim ogniu, często mieszając, przez 3 do 4 minut lub do momentu, aż lekko się zarumienią i zaczną wydzielać zapach. Przełożyć na talerz i ostudzić.

c) Doprowadź olej, sól i pozostałe $2\frac{1}{4}$ szklanki wody do wrzenia na średnim ogniu. Zmniejsz ogień do niskiego, dodaj mieszankę ryżu i szafranu i gotuj pod przykryciem przez 5 minut. Wyłącz ogień i pozostaw ryż na 5 minut.

d) Ryż rozgnieść widelcem i wymieszać z pistacjami.

12. Marchew pieczona balsamicznie

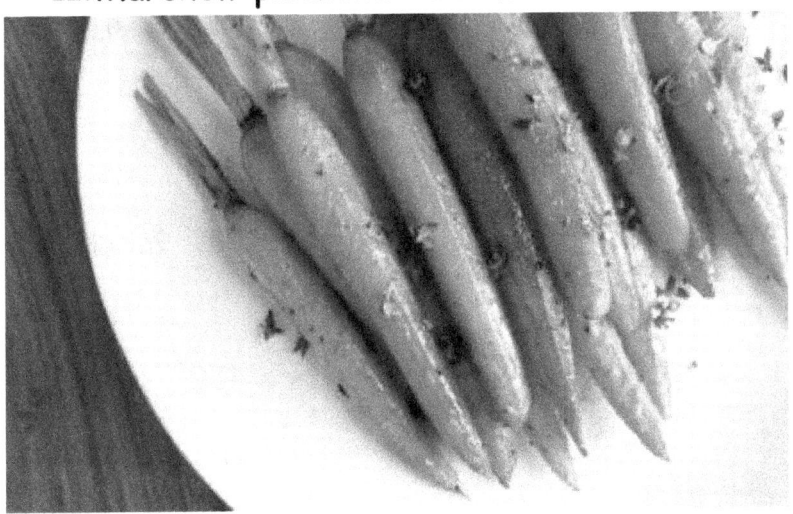

SKŁADNIKI

- 8 średnich marchewek, przekrojonych wzdłuż na ćwiartki
- 1 łyżka octu balsamicznego
- ½ łyżeczki soli
- ¼ łyżeczki świeżo zmielonego czarnego pieprzu

a) Rozgrzej piekarnik do 450°F.

b) Połącz marchewki, 1 łyżkę oleju, ocet, sól i pieprz na patelni.

c) Rzuć dwie warstwy. Piecz przez 20 do 25 minut, od czasu do czasu mieszając, aż mięso będzie lekko karmelizowane i delikatne, ale wciąż jędrne.

d) Skropić pozostałą łyżką oliwy.

13. Pieczone ziemniaki

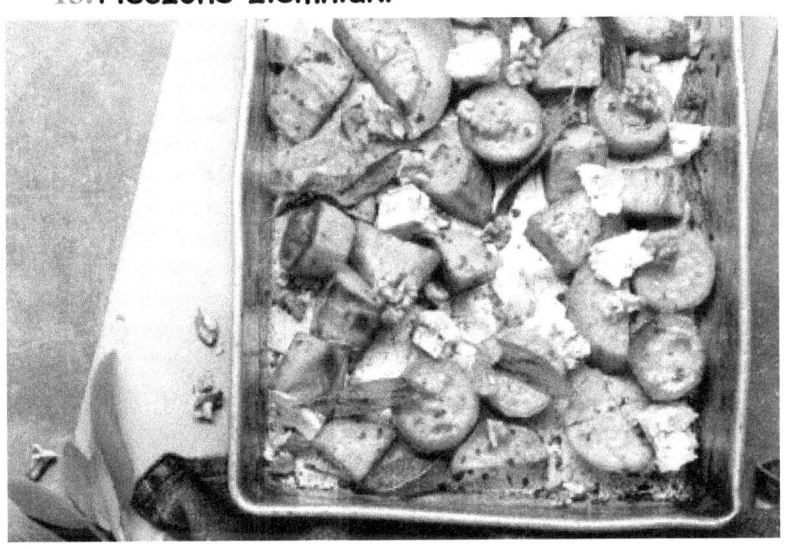

SKŁADNIKI

- 1 funt młodych ziemniaków o cienkiej skórce, przekrojonych na pół
- 1 ½ łyżeczki oliwy z oliwek
- ¼ łyżeczki świeżo zmielonego czarnego pieprzu
- 1/8 łyżeczki soli
- 2 uncje pokruszonego sera pleśniowego
- 2 szalotki, pokrojone w cienkie plasterki

a) Rozgrzej piekarnik do 425°F. Posmaruj naczynie do pieczenia o wymiarach 9 x 9 cali sprayem do gotowania lub wyłóż papierem pergaminowym. Ziemniaki ułożyć w przygotowanym naczyniu, polać oliwą, pieprzem i solą. Obróć na patelni przekrojoną stroną do dołu. Piec przez 30 do 35 minut lub do momentu, aż będą bardzo miękkie i lekko złociste na spodzie.

b) W międzyczasie włóż orzechy włoskie do małej formy do pieczenia lub patelni żaroodpornej i włóż do piekarnika, aby opiekać przez 6 do 8 minut. Przełóż do miski i ostudź. Dodać ser pleśniowy i szalotkę i rozdrobnić palcami.

c) Gdy ziemniaki będą gotowe, odwróć je i równomiernie posyp mieszanką orzechów. Piecz jeszcze 5 minut lub do momentu, aż ser się roztopi.

14. Serowa zapiekanka z dyni

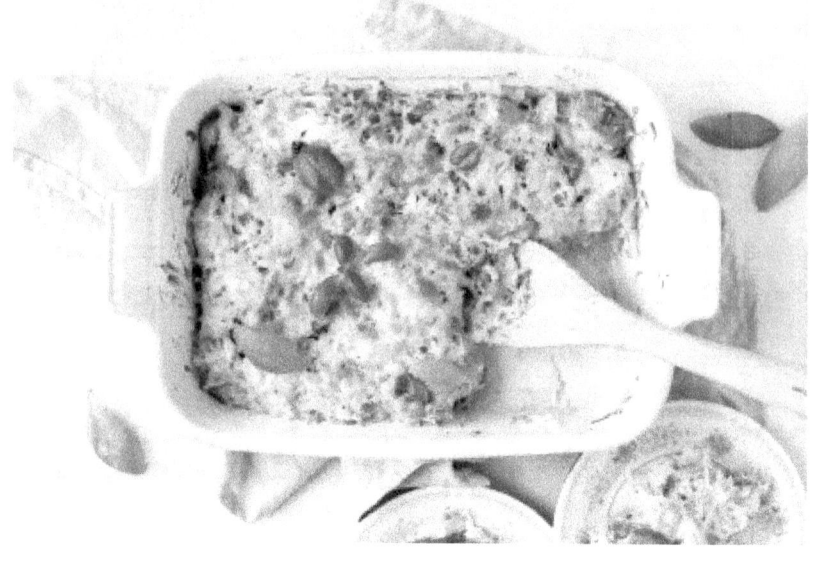

SKŁADNIKI

- 1 dynia spaghetti, przekrojona na pół i pozbawiona nasion
- 2 łyżki oliwy z oliwek
- 1 mała cebula, posiekana
- 2 ząbki czosnku, posiekane
- 1 łyżka posiekanej świeżej bazylii lub 1 łyżeczka suszonej
- 2 śliwkowe pomidory, posiekane
- 1 szklanka twarogu 1%.
- ½ szklanki startego, niskotłuszczowego sera mozzarella
- ¼ szklanki posiekanej świeżej pietruszki
- ¼ łyżeczki soli
- ¼ szklanki startego
- parmezan
- 3 łyżki bułki tartej pełnoziarnistej

a) Na przygotowanej blasze ułożyć dynię przecięciem do dołu. Piec przez 30 minut lub do miękkości. Za pomocą widelca zeskrob pasma dyni do dużej miski.

b) W międzyczasie rozgrzej olej na średniej patelni na średnim ogniu. Dodaj cebulę, czosnek i bazylię i smaż przez 4 minuty. Dodaj pomidory i gotuj przez 3 minuty.

c) Do miski z dynią dodaj twarożek, mozzarellę, pietruszkę, sól i mieszankę pomidorową. Rzuć dwie warstwy. Ułożyć w przygotowanym naczyniu do pieczenia. Na wierzchu posypujemy orzeszkami piniowymi, parmezanem i bułką tartą.

d) Piec przez 30 minut lub do momentu, aż będzie gorący i musujący.

15. Chipsy i Guacamole

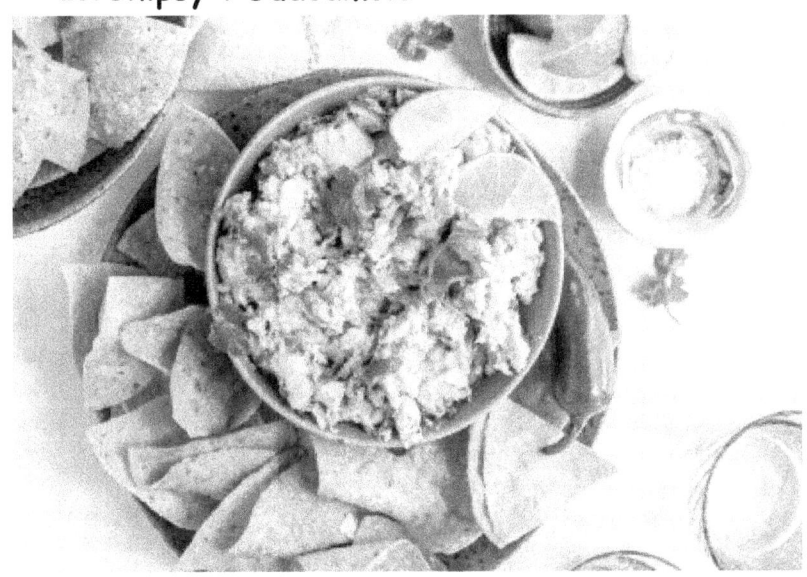

SKŁADNIKI

- 1 duży pomidor, posiekany
- ¼ białej cebuli, pokrojonej w kostkę
- ¼ szklanki posiekanej świeżej kolendry
- ¼ szklanki świeżo wyciśniętego soku z limonki
- 1 świeża papryczka jalapeño, posiekana
- ¼ łyżeczki soli
- ½ łyżeczki zielonego lub czerwonego ostrego sosu, takiego jak Tabasco
- 8 tortilli pełnoziarnistych (średnica 8 cali) Spray z olejem roślinnym Chili w proszku

a) W średniej misce umieść awokado, pomidor, cebulę, kolendrę, sok z limonki, pieprz, sól i ostry sos (jeśli używasz). Mieszaj aż do połączenia.

b) Rozgrzej piekarnik do 350°F. Rozłóż tortille na powierzchni roboczej. Lekko pokryj sprayem oleju roślinnego. Posyp delikatnie chili w proszku. Odwróć tortille i powtórz czynność ze sprayem i chili w proszku.

c) Ułóż tortille w stos. Ząbkowanym nożem pokrój stos na 8 równych klinów. Rozłóż trójkąty na blasze lub arkuszach do pieczenia, tak aby się nie stykały. Piec przez około 10 minut lub do momentu, aż będzie chrupiący i zacznie pęcznieć.

16. Pikantna mieszanka przekąsek

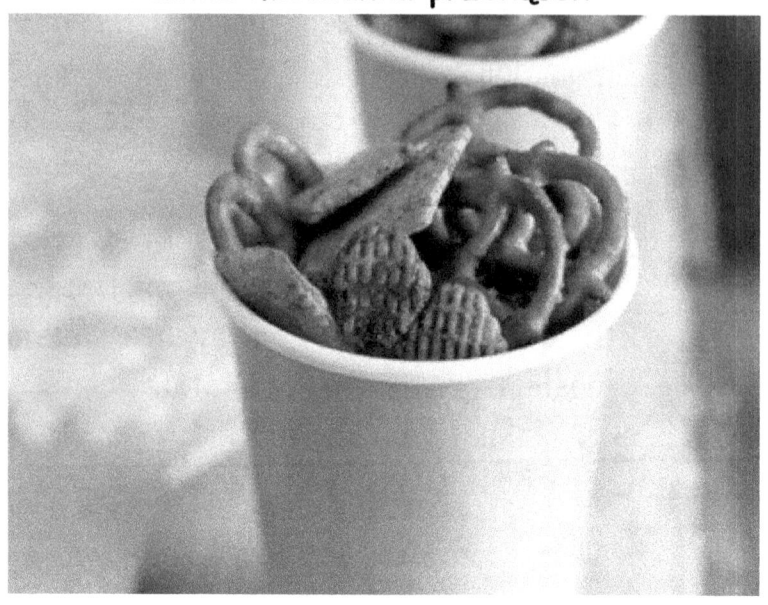

SKŁADNIKI

- ½ szklanki oleju rzepakowego
- 1 łyżka chili w proszku
- 1 łyżeczka mielonego kminku
- 1 łyżeczka suszonego oregano
- ½ łyżeczki soli
- ¼ łyżeczki mielonej czerwonej papryki
- 3 szklanki wieloziarnistych, kwadratowych płatków śniadaniowych
- 2 szklanki płatków owsianych lub wieloziarnistych
- 2 szklanki precli wieloziarnistych

a) Połącz olej, chili w proszku, kminek, oregano, sól i pieprz w małej miarce.

b) Połącz płatki zbożowe, nasiona słonecznika, płatki owsiane i precle w wolnowarze o pojemności od $3\frac{1}{2}$ do 5 litrów. Skropić mieszanką oleju, dobrze wymieszać, aby dobrze się nią pokryła. Przykryj i gotuj na małym ogniu przez 2 do 3 godzin, mieszając dwukrotnie w trakcie gotowania. Pamiętaj, aby sprawdzić mieszaninę po 2 godzinach, ponieważ czas gotowania w powolnej kuchence może się różnić.

c) Na ostatnie pół godziny gotowania zdejmij pokrywkę, aby mieszanka wyschła.

17. Batony Granola i suszone wiśnie

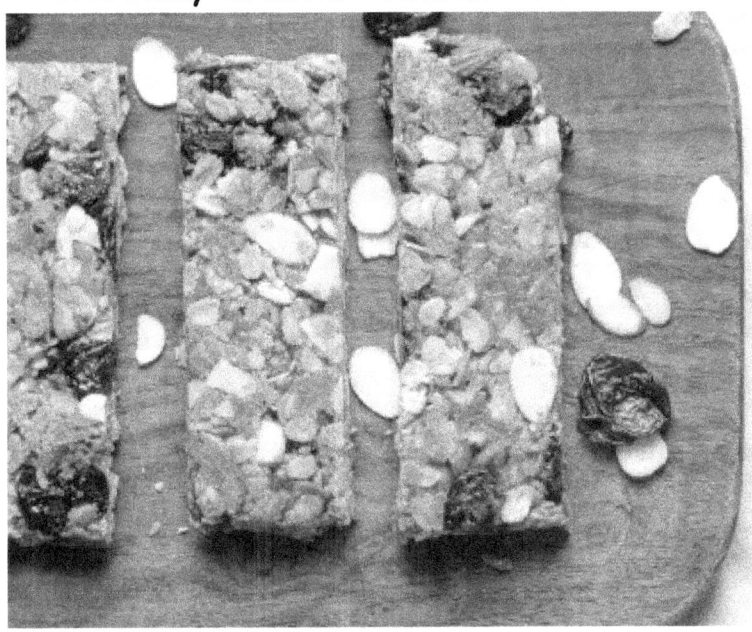

SKŁADNIKI

- 1 ½ szklanki suchych, zwykłych płatków owsianych
- 1 łyżka mąki uniwersalnej
- 2/3 szklanki posiekanych suszonych, niesłodzonych wiśni
- 2 jajka
- 1 szklanka zapakowanego jasnobrązowego cukru
- 1 łyżka oleju rzepakowego
- 1 łyżeczka mielonego cynamonu
- ¼ łyżeczki soli
- 1 łyżeczka ekstraktu waniliowego

a) Połóż 1 szklankę orzechów nerkowca i ½ szklanki płatków owsianych na dużej blasze do pieczenia z bokami. Piec przez 10 minut lub do momentu zarumienienia, raz mieszając. Odłożyć na bok.

b) Umieść mąkę i pozostałą 1 szklankę płatków owsianych i ½ szklanki orzechów nerkowca w robocie kuchennym wyposażonym w metalowe ostrze. Przetwarzaj, aż będzie gładka. Przełożyć do średniej miski i połączyć z wiśniami, orzechami nerkowca i płatkami owsianymi.

c) W dużej misce wymieszaj jajka, brązowy cukier, olej, cynamon, sól i wanilię. Mieszaj mieszaninę płatków owsianych i nerkowców, aż dobrze się wymiesza. Rozłóż na przygotowanej patelni.

d) Piec przez 30 minut lub do złotego koloru.

18. Babeczki Owocowo-Orzechowe

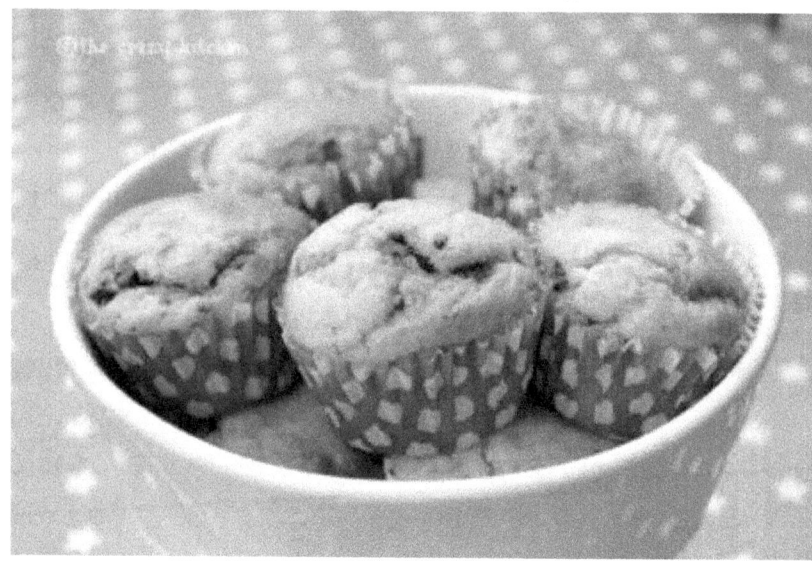

SKŁADNIKI

- 1 3/4 szklanki mąki pełnoziarnistej
- 1 ½ łyżeczki proszku do pieczenia
- 1 ½ łyżeczki mielonego cynamonu
- ½ łyżeczki sody oczyszczonej
- ¼ łyżeczki soli
- 1 szklanka odtłuszczonego jogurtu waniliowego
- ½ szklanki brązowego cukru
- 1 jajko
- 2 łyżki oleju rzepakowego
- 1 łyżeczka ekstraktu waniliowego
- ½ szklanki rozgniecionego ananasa w soku, odsączonego
- 1/3 szklanki porzeczek lub rodzynek
- ¼ szklanki startej marchewki

a) Rozgrzej piekarnik do 400°F.

b) W dużej misce połącz mąkę, proszek do pieczenia, cynamon, sodę oczyszczoną i sól. Połącz jogurt, brązowy cukier, jajko, olej i wanilię w średniej misce. Mieszaj jogurt z mąką, aż się połączy. (Gruszki są w porządku.) Dodaj orzeszki pekan, ananasa, porzeczki lub rodzynki i marchewkę.

c) Podzielić ciasto równomiernie pomiędzy 12 foremek na muffiny pokrytych sprayem kuchennym.

d) Piec przez 20 minut lub do momentu, gdy wykałaczka wbita w środek muffinki będzie sucha.

19. Pulpety Wieprzowe i Migdałowe

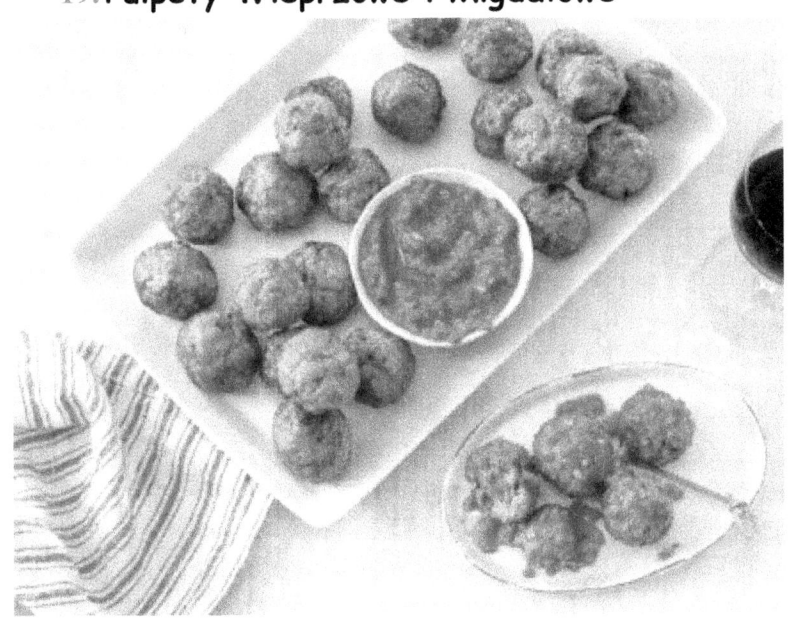

SKŁADNIKI

- 1 funt polędwicy wieprzowej, oczyszczonej i pokrojonej na małe kawałki
- 1 ½ łyżeczki pokruszonej suszonej szałwii
- 2 ząbki czosnku, posiekane
- 2 łyżeczki czerwonego octu winnego
- ¼ łyżeczki soli
- ¼ łyżeczki świeżo zmielonego czarnego pieprzu Oliwa z oliwek w spritzerze

a) Rozgrzej piekarnik do 375°F. Posmaruj dużą blachę do pieczenia sprayem kuchennym. Odłożyć na bok.

b) Migdały zmiksuj w misie robota kuchennego wyposażonego w metalowe ostrze, aż zostaną grubo posiekane. Dodać wieprzowinę, szałwię, czosnek, ocet, sól i pieprz. Pulsuj, aż masa będzie równomiernie rozdrobniona.

c) Podziel masę na 12 równych części i uformuj klopsiki. Ułożyć na przygotowanej patelni. Spryskaj lekko olejem.

d) Piec przez około 25 minut lub do momentu ugotowania.

DESERY

20. Podwójne batoniki dyniowe

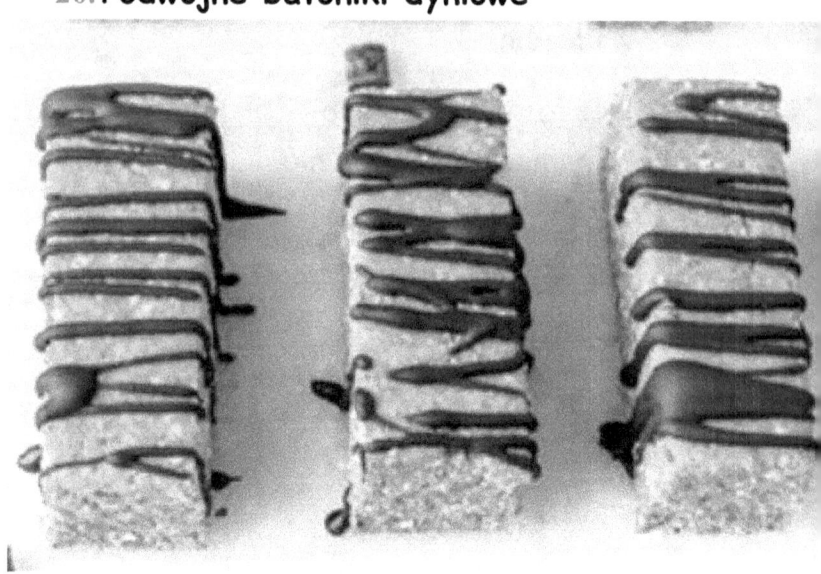

SKŁADNIKI

- 1 szklanka dyni konserwowej w stałym opakowaniu
- 1 szklanka startej marchewki
- ½ szklanki) cukru
- 1/3 szklanki suszonej żurawiny lub rodzynek
- ¼ szklanki oleju rzepakowego
- 2 duże jajka
- 1 szklanka mąki pełnoziarnistej
- 1 łyżeczka proszku do pieczenia
- 1 łyżeczka mielonego cynamonu
- ½ łyżeczki sody oczyszczonej
- ¼ łyżeczki soli

a) Odmierz 1 szklankę nasion dyni do blendera lub robota kuchennego i zmiel je na drobno. Odłożyć na bok. Pozostałe nasiona drobno posiekaj i odłóż na bok.

b) Połącz dynię, marchewkę, cukier, żurawinę lub rodzynki, olej i jajka w dużej misce i mieszaj, aż dobrze się wymieszają. Dodać mąkę, zmielone pestki dyni, proszek do pieczenia, cynamon, sodę oczyszczoną i sól. Mieszaj aż do wymieszania.

c) Ciasto wlać do przygotowanej formy i równomiernie rozprowadzić. Posyp zarezerwowanymi posiekanymi pestkami dyni. Piec przez 22 do 25 minut lub do momentu, aż wierzch odskoczy po lekkim naciśnięciu. Całkowicie ostudzić na patelni na kratce przed pocięciem na 12 batoników.

21. Zbierz ciasto jabłkowe

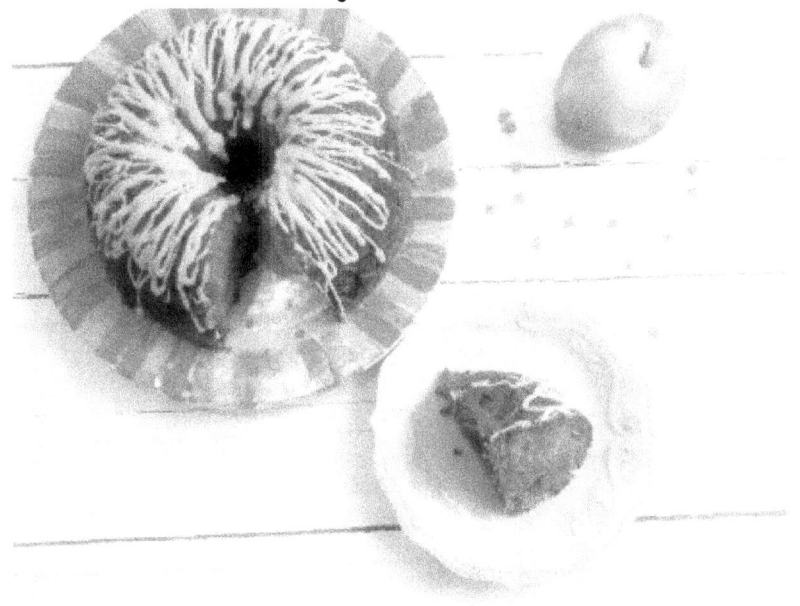

SKŁADNIKI

- 2 jabłka Granny Smith, obrane i wydrążone
- 3/4 szklanki brązowego cukru pudru
- 1 ½ szklanki mąki pełnoziarnistej
- 1 łyżeczka sody oczyszczonej
- 1 łyżeczka mielonego cynamonu
- 1 łyżeczka mielonego imbiru
- ½ łyżeczki mielonej gałki muszkatołowej
- ½ łyżeczki soli
- 1/3 szklanki maślanki o niskiej zawartości tłuszczu
- 1/3 szklanki oleju rzepakowego
- 1 duże jajko
- 1 łyżeczka ekstraktu waniliowego
- ½ szklanki rodzynek

a) Połącz jabłka i brązowy cukier w dużej misce.

b) W osobnej misce połącz mąkę, sodę oczyszczoną, cynamon, imbir, gałkę muszkatołową i sól.

c) Wymieszaj maślankę, olej, jajko i wanilię w małej misce, aż się połączą. Wlać mieszaninę maślanki na mieszaninę jabłek i dodać orzechy pekan i rodzynki. Mieszaj aż do połączenia. Dodaj mieszaninę mąki i mieszaj, aż ciasto się połączy. Wylać na przygotowaną blachę i równomiernie rozprowadzić. Piec przez 35 do 40 minut.

d) Studzimy na patelni na kratce. Podawać na ciepło lub w temperaturze pokojowej.

22. Ciasto Przekąskowe Czekoladowo-Cukiniowe

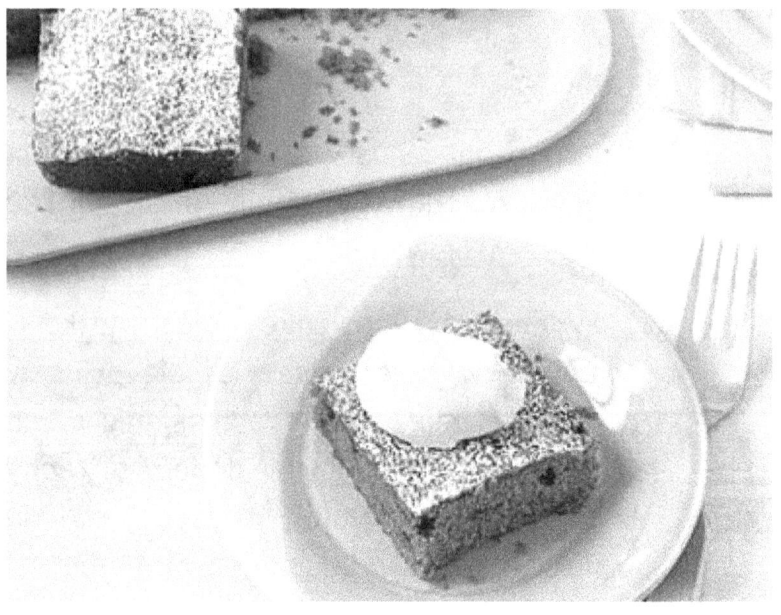

SKŁADNIKI

- 1 3/4 szklanki mąki pełnoziarnistej
- 1 ½ łyżeczki proszku do pieczenia
- ½ łyżeczki sody oczyszczonej
- ¼ łyżeczki soli
- 2 jajka
- ½ szklanki) cukru
- ½ szklanki niskotłuszczowego jogurtu waniliowego
- 1/3 szklanki oleju rzepakowego
- 1 łyżeczka ekstraktu waniliowego
- 1 ½ szklanki startej cukinii

a) Połącz mąkę, proszek do pieczenia, sodę oczyszczoną i sól w dużej misce.

b) W średniej misce ubij jajka, cukier, jogurt, olej i wanilię. Wymieszaj cukinię i 1 ½ szklanki chipsów. Mieszaj z mączną mieszanką, aż się połączy. Rozłóż na przygotowanej formie i piecz przez 30 minut lub do momentu, aż lekko się zarumieni, a drewniany patyczek włożony w środek będzie czysty i będzie czysty.

c) Wyjmij z piekarnika i posyp ciasto pozostałymi 1 ½ szklanki chipsów. Rozprowadź małą szpatułką, gdy się rozpuszczą, tworząc lukier i w razie potrzeby włóż z powrotem do ciepłego piekarnika na około 1 minutę.

23. Dunkingowe Ciasteczka Z Sosem Orzechowym

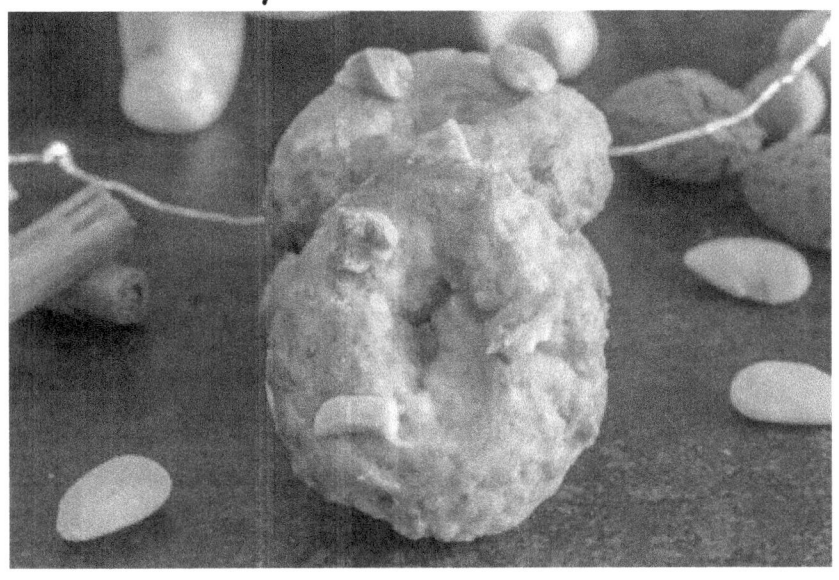

SKŁADNIKI

- 2 szklanki mąki pełnoziarnistej
- ½ łyżeczki sody oczyszczonej
- ¼ łyżeczki soli
- 1 łyżeczka mielonego cynamonu
- ½ łyżeczki mielonego imbiru
- 4 łyżki margaryny trans-free
- 2 łyżki oleju rzepakowego
- 1/3 szklanki zapakowanego ciemnego brązowego cukru
- 1/3 szklanki + 2 łyżki miodu
- 1 duże jajko
- ½ szklanki odtłuszczonego mleka skondensowanego

a) Połącz mąkę, sodę oczyszczoną, sól, cynamon i imbir w średniej misce. Odłożyć na bok.

b) Utrzyj margarynę, olej, brązowy cukier, 1/3 szklanki miodu i jajko za pomocą ręcznego miksera. Dodaj zarezerwowane suche składniki i mieszaj, aż się połączą.

c) Nakładać zaokrąglonymi łyżkami na przygotowane blachy do pieczenia i piec przez 10 do 12 minut lub do złotego koloru. Studzimy na blachach przez 5 minut. Przełożyć na kratkę do całkowitego wystygnięcia.

d) Przygotuj sos, podgrzewając masło orzechowe, mleko i pozostałe 2 łyżki miodu w małym rondlu na małym ogniu. Ciągle mieszaj, aż się rozpuści i będzie gładka. Podawać na ciepło.

24. Makaroniki czekoladowo-migdałowe

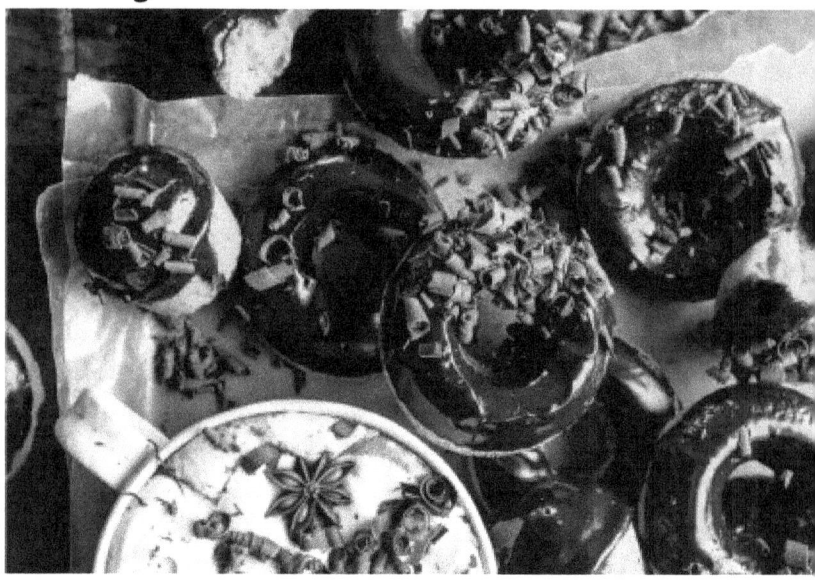

SKŁADNIKI

- 3/4 szklanki blanszowanych migdałów
- ½ szklanki) cukru
- 4 białka jaj
- ¼ szklanki niesłodzonego kakao w proszku
- 1 łyżeczka ekstraktu waniliowego
- ½ łyżeczki ekstraktu migdałowego
- ¼ łyżeczki soli
- ½ szklanki pełnego mleka
- 2 łyżki brązowego cukru pudru

a) Prażymy migdały na dużej, głębokiej patelni na średnim ogniu, często mieszając, przez około 3 minuty lub do złotego koloru. Włóż do miski robota kuchennego wyposażonego w metalowe ostrze. Dodać 1 łyżkę cukru

b) Białka ubijaj mikserem elektrycznym na wysokich obrotach, aż białka będą miały miękką pianę. Stopniowo ubijaj pozostały cukier, aż białka będą sztywne. Ubij kakao, wanilię, ekstrakt migdałowy i sól. Delikatnie wmieszać migdały.

c) Nakładać mieszaninę zaokrąglonymi łyżkami na przygotowane blachy do pieczenia . Piec przez 27 do 30 minut .

d) Przygotuj sos, podgrzewając czekoladę, mleko i brązowy cukier w małym rondlu na małym ogniu. Ciągle mieszaj, aż się rozpuści i będzie gładka. Podawać na ciepło.

25. Pieczeń z Indyka

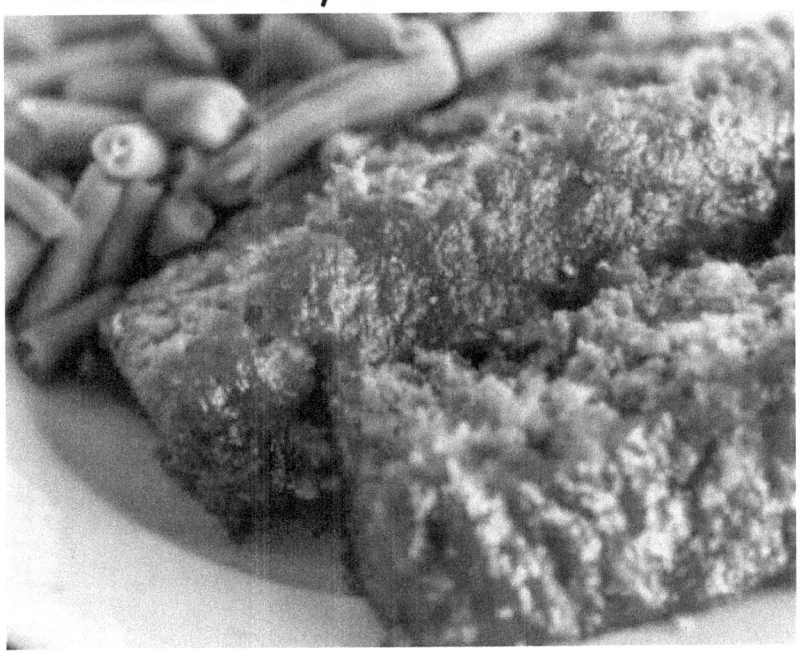

SKŁADNIKI

- 2 łyżeczki oliwy z oliwek
- 1 duża marchewka, starta
- 4 szalotki, pokrojone w cienkie plasterki
- 1 ząbek czosnku, posiekany
- 2 kromki chleba pełnoziarnistego
- ¼ szklanki odtłuszczonego mleka
- 2 białka, lekko ubite
- 1 funt wyjątkowo chudej, mielonej piersi z indyka
- ¼ szklanki startego parmezanu
- 1 łyżeczka suszonej szałwii

a) Rozgrzej olej na małej patelni z powłoką nieprzywierającą na średnim ogniu. Dodaj marchewkę, szalotkę i czosnek i smaż, często mieszając, przez około 3 minuty lub do miękkości. Zdjąć z ognia.
b) W międzyczasie posiekaj orzechy włoskie w robocie kuchennym wyposażonym w metalowe ostrze. Rozdrobnij chleb i dodaj do orzechów. Pulsuj, aż oba składniki zostaną zmielone na drobne okruchy. Przełożyć do dużego naczynia. Za pomocą widelca wymieszaj mleko z białkami. Dodaj indyka, pietruszkę, ser, szałwię, sól, pieprz i mieszankę marchewki. Mieszaj delikatnie, tylko do połączenia.
c) Na przygotowanej blasze uformuj bochenek o dowolnej formie o długości około 7 cali i szerokości $4\frac{1}{2}$ cala. Piec przez 50 do 60 minut

26. Czekoladowe ciasteczka żurawinowe

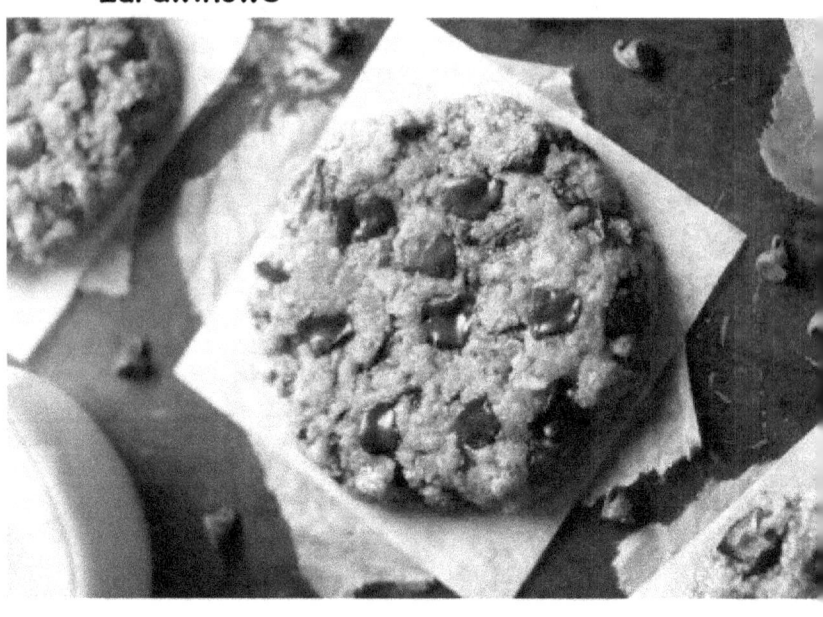

SKŁADNIKI

- 2 szklanki płatków owsianych
- ½ szklanki mąki pełnoziarnistej
- 3/4 łyżeczki sody oczyszczonej
- ½ łyżeczki mielonego cynamonu
- ¼ łyżeczki soli
- ½ szklanki brązowego cukru
- 1/3 szklanki oleju rzepakowego
- 3 duże białka jaj
- 2 łyżeczki ekstraktu waniliowego
- 3/4 szklanki żurawiny, grubo posiekanej
- 1 szklanka półsłodkich kawałków czekolady

a) Połącz płatki owsiane, mąkę, sodę oczyszczoną, cynamon i sól w dużej misce. W osobnej misce wymieszaj brązowy cukier, olej, białka jaj i wanilię. Wlać mieszaninę cukru do mieszaniny mąki i mieszać, aż dobrze się wymiesza. Dodać żurawinę, orzechy włoskie i kawałki czekolady.

b) Nakładać łyżką ciasto na przygotowaną blachę do pieczenia. Piecz ciasteczka przez 10 minut lub do złotego koloru. Przenieść na kratkę do całkowitego wystygnięcia.

27. Pizze z indykiem Santa Fe

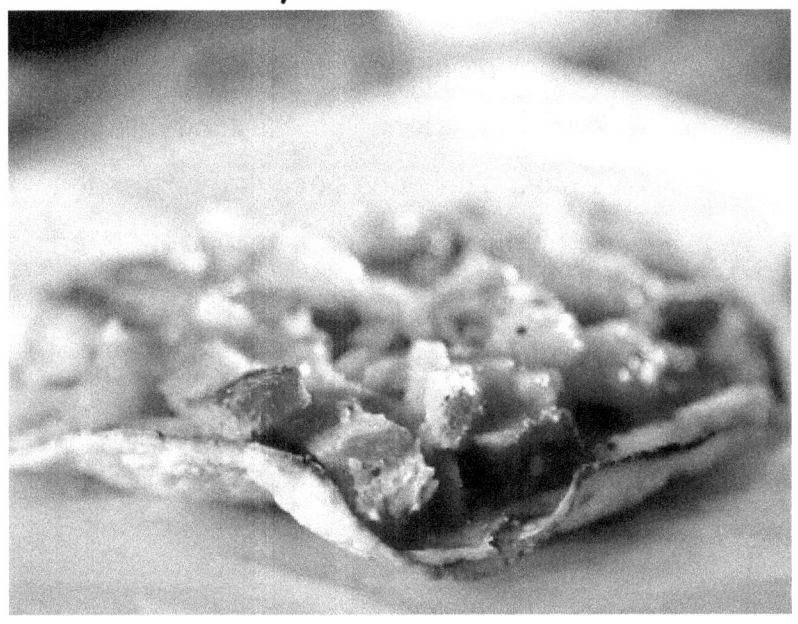

SKŁADNIKI

- 4 tortille pełnoziarniste
- 6 uncji mielonej piersi z indyka
- 1 mała czerwona papryka, posiekana
- 1 mała cukinia, pokrojona w cienkie plasterki
- ¼ szklanki posiekanej czerwonej cebuli
- 1 szklanka kukurydzy
- 1 szklanka czarnej fasoli z puszki bez dodatku soli
- 1 łyżka chili w proszku
- 1 ½ szklanki łagodnej, grubej salsy
- 2 łyżki posiekanej kolendry
- 1/3 szklanki mieszanki serów meksykańskich o obniżonej zawartości tłuszczu i rozdrobnionych
- 2 łyżki posiekanej papryczki chili jalapeño (opcjonalnie)
- 2 szklanki posiekanej escaroli
- ¼ szklanki kwaśnej śmietany o obniżonej zawartości tłuszczu (opcjonalnie)

a) Na dużej patelni z powłoką nieprzywierającą na średnim ogniu usmaż indyka, paprykę, cukinię i cebulę . Dodaj kukurydzę, fasolę, oliwki, chili w proszku i 3/4 szklanki salsy.

b) Pokryj tortille mieszanką z indyka, rozprowadzając ją na głębokość ½ cala od krawędzi. Piec 8 minut . Posypać serem i piec przez 1 do 2 minut lub do momentu rozpuszczenia.

28. Pomarańczowe Frappé z Truskawkami

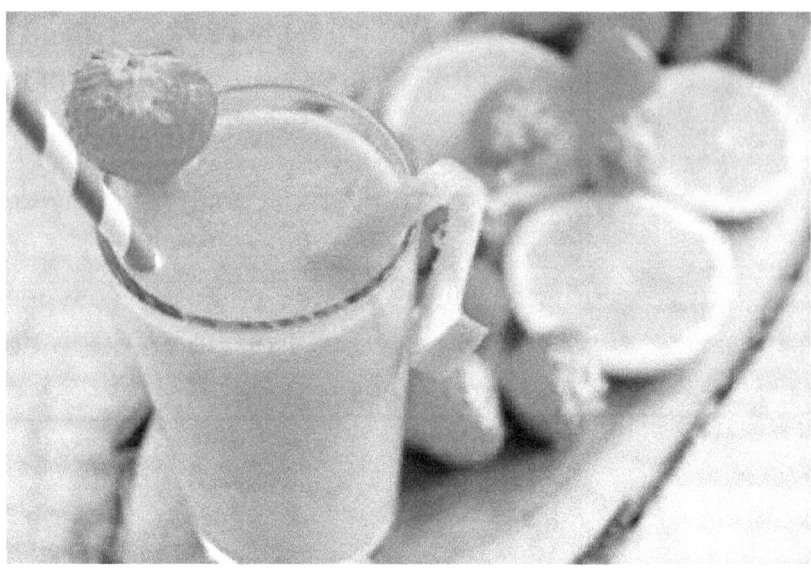

SKŁADNIKI

- ¼ szklanki sera ricotta o obniżonej zawartości tłuszczu
- 1 łyżka odtłuszczonego mleka w proszku
- 1 ½ łyżeczki miodu
- 1 łyżeczka skórki pomarańczowej
- ¼ szklanki pokrojonych w plasterki świeżych lub częściowo rozmrożonych mrożonych truskawek luzem

a) W blenderze wymieszaj ser, mleko w proszku, miód, olej lniany i skórkę pomarańczową.

b) Przetwarzaj, aż będzie bardzo gładka. Na wierzch połóż truskawki

29. Sorbet jagodowy

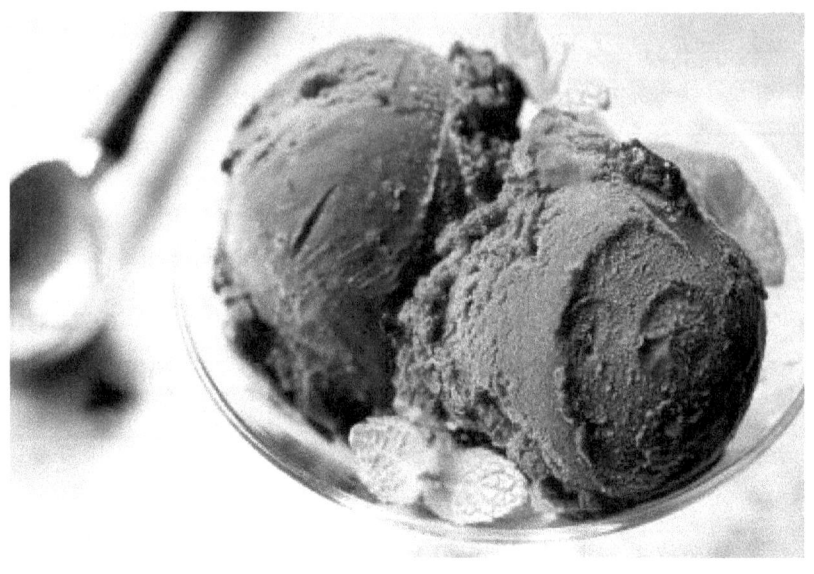

SKŁADNIKI

- 100 g cukru
- 270 ml wody
- 500 g Jagód
- Sok z 1 cytryny

a) Dodaj cukier i wodę do garnka i gotuj przez 10 minut lub do momentu, aż cukier się rozpuści i powstanie lekki syrop.

b) Zmiksuj jagody i sok z cytryny w blenderze na gładką masę i przetrzyj przez sito, aby usunąć nasiona.

c) Wlać do maszyny do lodów i zamrozić zgodnie z instrukcją producenta.

30. Sushi

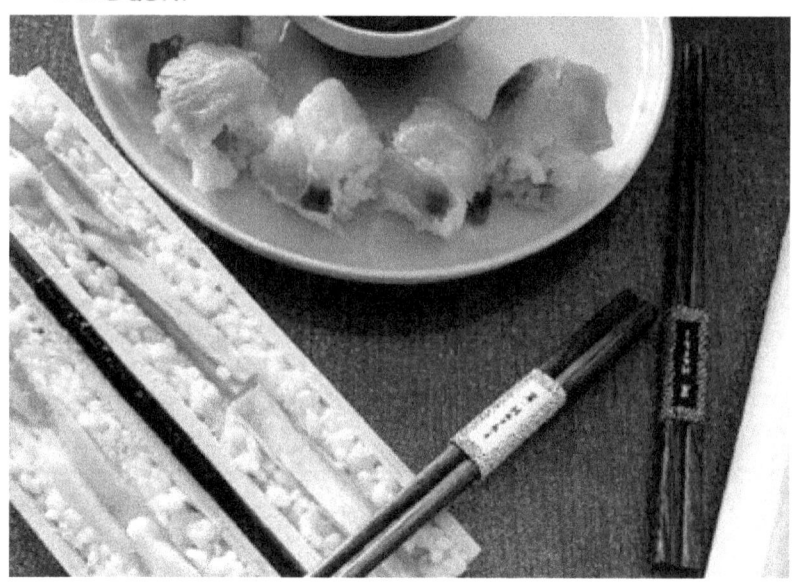

SKŁADNIKI

- 100g Ryżu niskobiałkowego
- 250 ml wody
- 2 łyżki japońskiego białego octu winnego
- 1 łyżka Mirinu
- 2 łyżeczki cukru pudru
- ¼ ogórka pokrojonego w słupki
- ¼ czerwonej papryki
- ½ miąższu awokado pokroić w małe plasterki
- ½ marchewki obranej i pokrojonej w słupki
- 10g Imbiru

a) Ryż gotuj w wodzie na patelni na średnim ogniu przez 20 minut lub do momentu, aż cała woda zostanie wchłonięta.

b) Pozostawić do ostygnięcia, a następnie dodać biały ocet winny, mirin i cukier puder.

c) Na wałek do sushi nałóż folię spożywczą.

d) Przykryj folię spożywczą ryżem, równomiernie rozprowadzając go po całym arkuszu . Ułóż warzywa po jednej stronie maty.

31. Jagodowe babeczki

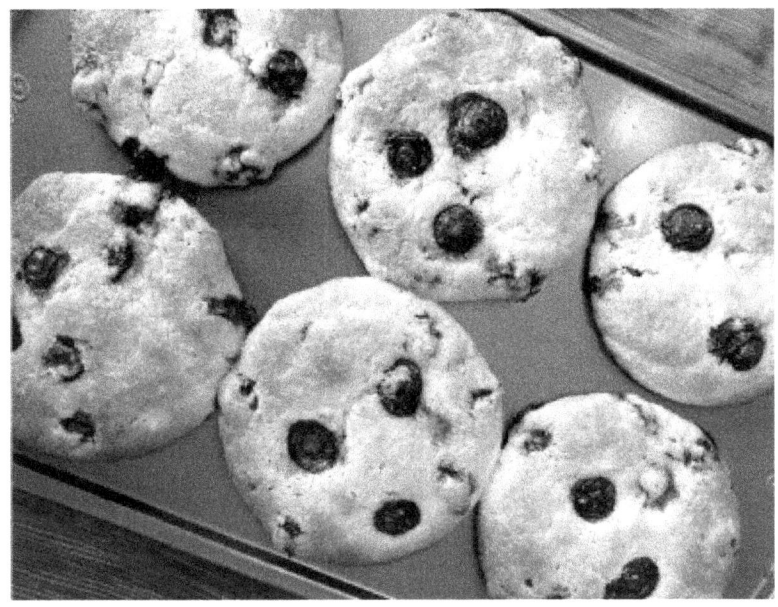

SKŁADNIKI

- 150 g brązowego cukru
- 1 łyżeczka proszku do pieczenia
- 1 łyżeczka zamiennika jajka
- 325 g Fate Niskobiałkowa, uniwersalna mieszanka
- 120 g margaryny
- 240ml Świeżego soku pomarańczowego
- 100 g Borówek

a) Do miski wsyp cukier, proszek do pieczenia, zamiennik jajka i mieszankę niskobiałkową Fate Low Protein All-Purpose Mix i dokładnie wymieszaj.

b) Do masy dodać margarynę i sok pomarańczowy i ubić na gładką masę.

c) Umieść foremki na muffiny w blasze do muffinów . Wlać mieszaninę równomiernie do foremek na 12 muffinów.

d) Piec w piekarniku na środkowej półce przez 30 minut.

32. Tarta melasowa

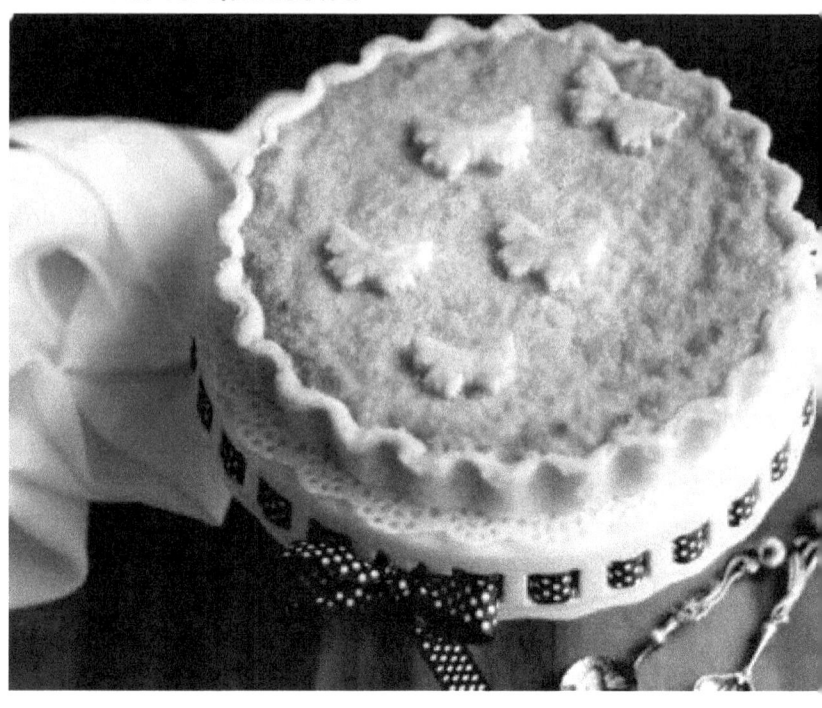

SKŁADNIKI

- 250g Fate Niskobiałkowa, Uniwersalna Mieszanka
- 125 g miękkiej margaryny
- 30 g cukru
- 60 ml wody
- Do wypełnienia:
- 170g Chleb niskobiałkowy
- 465 g Złotego syropu
- 1 łyżeczka soku z cytryny
- 2 łyżeczki zamiennika jajka

a) Pocieraj uniwersalną mieszankę Fate o niskiej zawartości białka i margarynę palcami w misce, aż uzyskasz wygląd grubych okruchów.

b) W misce wymieszaj cukier z wodą, aż cukier zniknie. Wymieszaj mieszaninę Fate, aby uzyskać ciasto.

c) Rozłóż odrobinę uniwersalnej mieszanki Fate Low Protein na czystym blacie i za pomocą pięści rozgniataj ciasto, aż będzie gładkie. Piec w piekarniku na środkowej półce przez 30 minut (dorośli).

33. Affogato „lody"

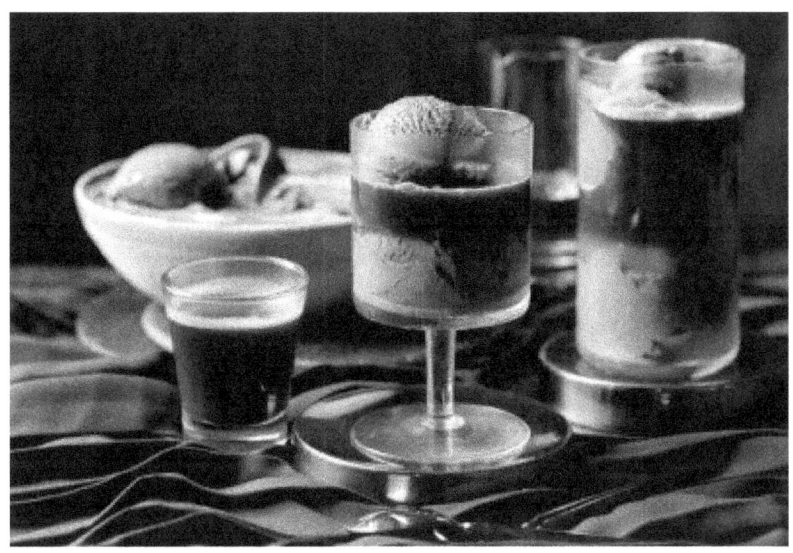

SKŁADNIKI

- 500ml Śmietanka do ubijania ProZero, schłodzona
- 100 g cukru pudru
- 1 shot espresso

a) ubić śmietanę przez około 2-3 minuty, aż zgęstnieje, stanie się jasna i puszysta. Dodać cukier puder i dobrze wymieszać.

b) Mieszankę przelać do odpowiedniego pojemnika i wstawić do zamrażarki na około godzinę lub do czasu, aż masa wystygnie i na brzegach zaczną tworzyć się kryształki lodu.

c) Wyjmij z zamrażarki.

d) Używając widelca lub trzepaczki drucianej, szybko ubijaj lody, aby rozbić kryształki lodu.

e) Włóż lody z powrotem do zamrażarki, aby stwardniały przez co najmniej 3 godziny. Weź gałkę lodów i uzupełnij kieliszkiem espresso.

34. Lody kawowe'

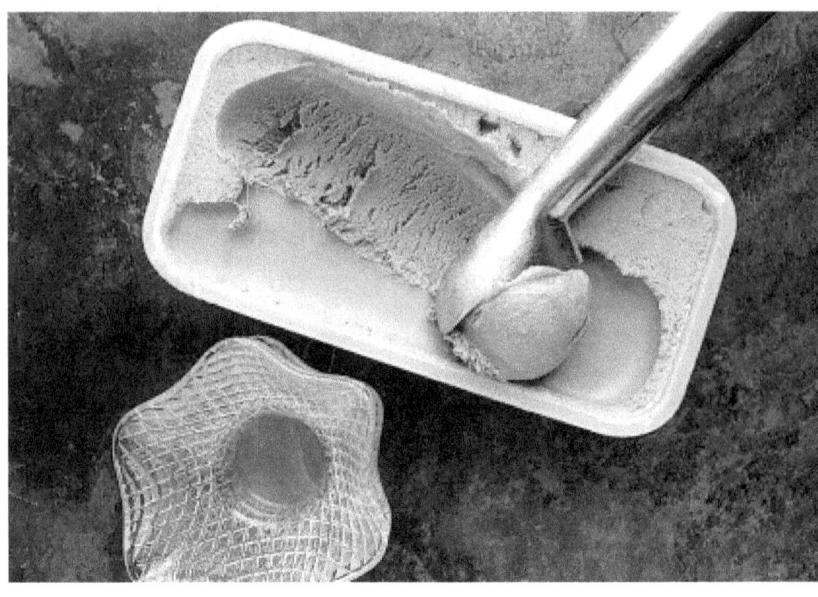

SKŁADNIKI

- 500ml Śmietanka do ubijania ProZero, schłodzona
- 100 g cukru pudru
- 1-2 łyżeczki granulatu kawy rozpuszczalnej

a) Do miski włóż schłodzoną śmietankę ProZero i za pomocą elektrycznej, ręcznej trzepaczki ubijaj śmietankę przez około 2-3 minuty, aż zgęstnieje, stanie się lekka i puszysta.

b) Dodaj cukier i granulki kawy i dobrze wymieszaj.

c) Mieszankę przelać do odpowiedniego pojemnika i wstawić do zamrażarki na około godzinę lub do czasu, aż masa wystygnie i na brzegach zaczną tworzyć się kryształki lodu.

d) Wyjmij z zamrażarki i za pomocą widelca lub trzepaczki drucianej szybko ubij lody, aby rozbić kryształki lodu.

e) Włóż lody z powrotem do zamrażarki, aby stwardniały przez co najmniej 3 godziny.

35. Brownie kawowe

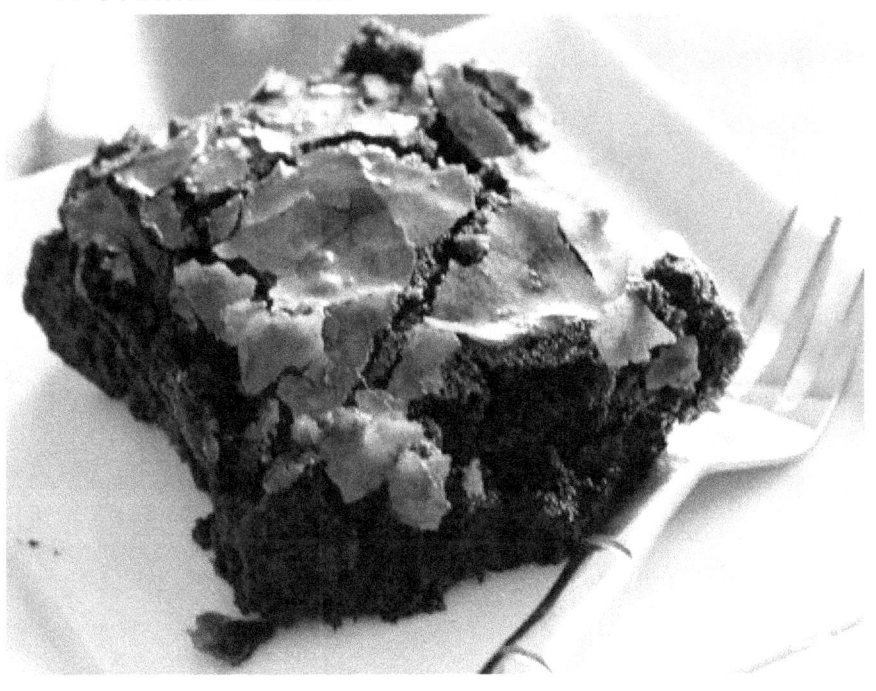

SKŁADNIKI

- 3 batony Vitabite, podzielone na kawałki
- 1 Mieszanka ciast o smaku czekoladowym o niskiej zawartości białka Fate
- 25 g miękkiej margaryny
- 120ml ProZero
- 1 łyżka granulatu kawy rozpuszczalnej
- 1 łyżeczka esencji waniliowej

a) Rozpuść Vitabite w żaroodpornej misce ustawionej nad garnkiem z gotującą się wodą.

b) Do miski miksującej włóż mieszankę ciasta Fate o niskiej zawartości białka o smaku czekoladowym. Dodaj margarynę.

c) W osobnej filiżance wymieszaj ProZero, kawę i esencję waniliową i dodaj do miski.

d) Używając trzepaczki balonowej, dobrze wymieszaj przez 1 minutę, a następnie dodaj stopiony Vitabite.

e) Wlać mieszaninę do wyłożonej papierem tortownicy.

f) Piec przez 20 - 25 minut, aż ryż będzie ugotowany.

g) Wyjmij z piekarnika i pozostaw do wystygnięcia na 5-10 minut.

36. plasterki jabłka

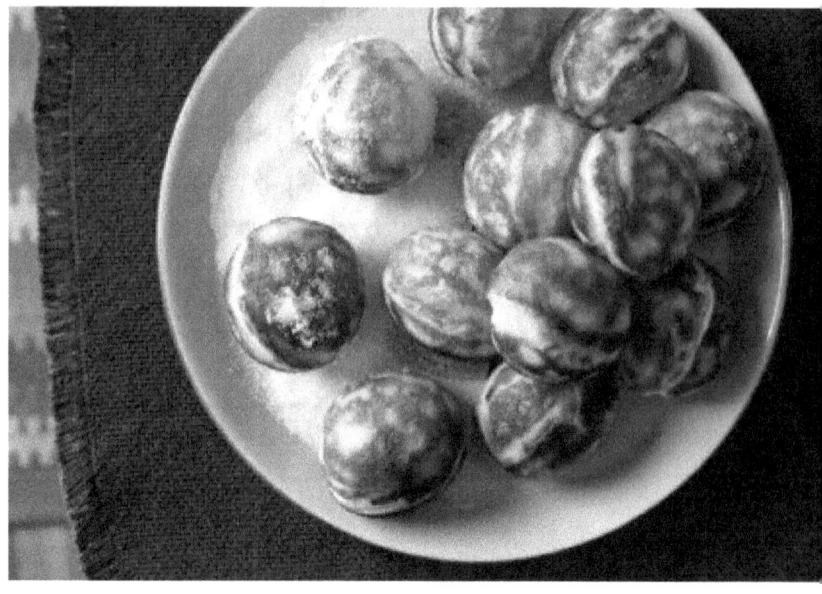

SKŁADNIKI

- 150g Fate Niskobiałkowa, Uniwersalna Mieszanka
- 1 łyżeczka proszku do pieczenia
- 1 łyżeczka soli
- ½ łyżeczki cynamonu, mielonego
- 2 łyżeczki zamiennika jajka
- 175ml ProZero
- 400 g Brzoskwinie z puszki, odsączone
- 30 g cukru pudru

a) Umieść w misce niskobiałkową mieszankę uniwersalną Fate, proszek do pieczenia, sól, cynamon i zamiennik jajka i wymieszaj.

b) Dodaj ProZero i mieszaj, aż powstanie gęste ciasto.

c) Do każdego wgłębienia babeczki włóż po $\frac{1}{2}$ łyżki ciasta.

d) Do każdego dodać po 1 kawałku brzoskwini, na wierzch dodać kolejne $\frac{1}{2}$ łyżki mieszanki.

e) Piec w piekarniku przez 10 minut lub do złotego koloru.

37. Pan wyrachowany

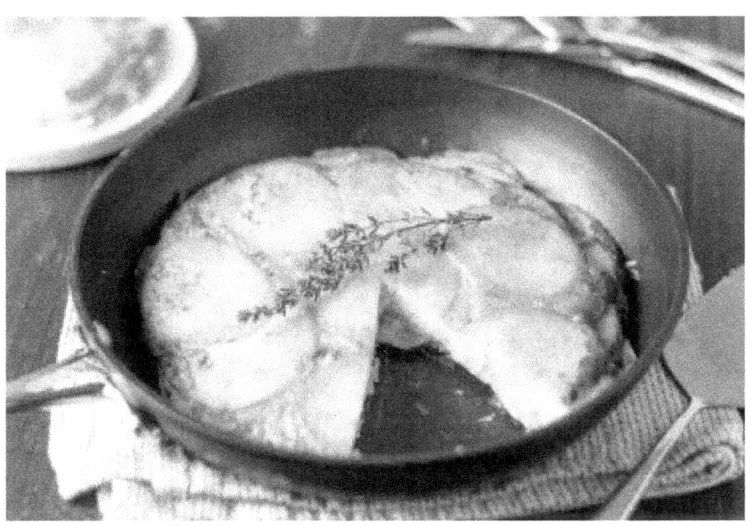

SKŁADNIKI

- 4 Słodkie ziemniaki
- 50 g masła
- 1 Czerwona cebula, obrana i pokrojona w plasterki
- 1 Biała cebula, obrana i pokrojona w plasterki
- Blok smakowy Violife Original 200g
- Sól i pieprz do smaku

a) Bataty włóż do rondla, zalej wodą i gotuj przez 10 minut.

b) Odcedzić nadmiar wody, odstawić i pozostawić do ostygnięcia. Do rondla dodać 40 g masła oraz białą i czerwoną cebulę i smażyć na średnim ogniu przez 5 minut lub do miękkości.

c) W naczyniu żaroodpornym ułóż warzywa; połowę cebuli, jedną trzecią Violife, połowę ziemniaków, następnie pozostałą cebulę, kolejną trzecią Violife, pozostałe ziemniaki i na koniec posypać pozostałym Violife.

d) Dopraw do smaku i piecz w piekarniku przez 1 godzinę i 30 minut lub do momentu, aż będzie złociste i ugotowane.

38. Mus z jajek wielkanocnych

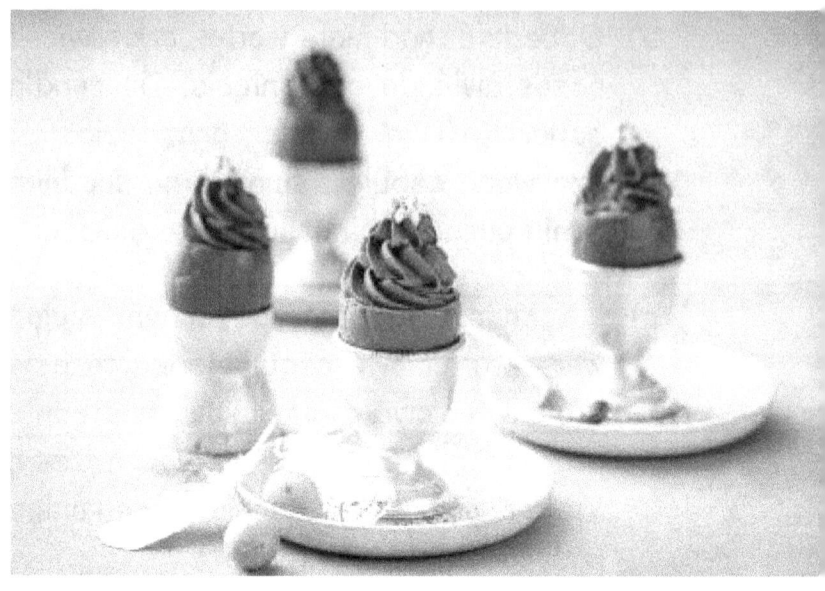

SKŁADNIKI

- 8 batonów Vitabite 25 g
- 25 g masła
- 75 g pianek Freedom
- 30 ml wody
- ½ łyżeczki ekstraktu waniliowego
- 140ml ProZero „ podwójny krem"

a) Rozpuść 3 batony Vitabite w żaroodpornej misce ustawionej nad garnkiem z gotującą się wodą.

b) Wyjmij połówki jaj z foremek i włóż z powrotem do lodówki.

c) Do małego rondla włóż resztę Vitabite, masło, pianki i wodę.

d) Gotuj na małym ogniu i dobrze mieszaj, aż mieszanina będzie miała gładką konsystencję. Zdjąć z ognia i pozostawić do ostygnięcia.

e) Dodaj ekstrakt waniliowy do „podwójnej śmietanki" ProZero i ubijaj, aż powstanie sztywna piana

f) Delikatnie wymieszaj ubitą „podwójną śmietankę" ProZero z gładką masą Vitabite i równomiernie rozdziel ją pomiędzy foremki do jajek wielkanocnych.

39. Ciasteczka Dżemowe

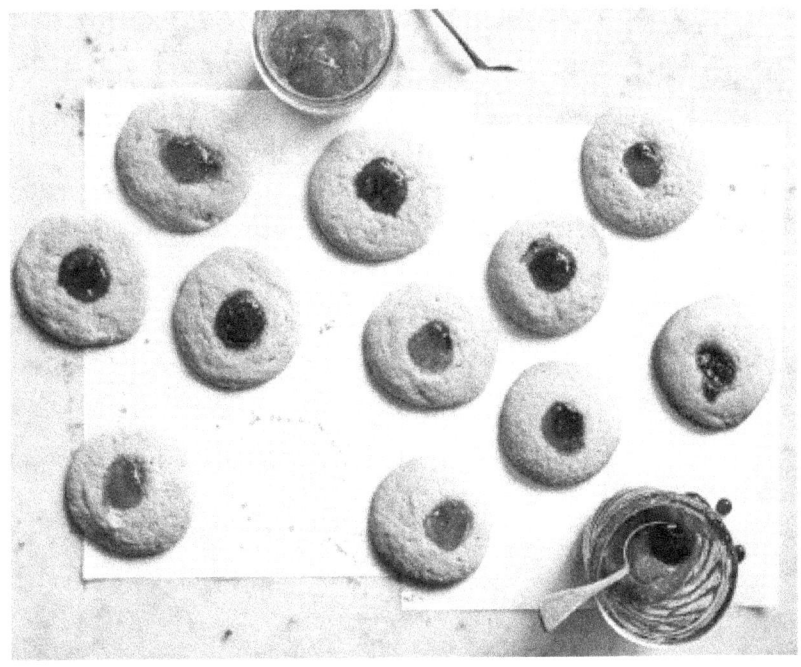

SKŁADNIKI

- 200g Uniwersalnej mieszanki Fate o niskiej zawartości białka
- 40 g budyniu w proszku
- 70 g cukru (plus 2 łyżki do posypania)
- 160 g margaryny
- 100 g ulubionego dżemu bez pestek

a) Umieść uniwersalną mieszankę Fate Low Protein, budyń w proszku, cukier i margarynę w misce miksującej i za pomocą szpatułki dobrze wymieszaj, aż powstanie ciasto.

b) Przykryj blachę do pieczenia papierem do pieczenia.

c) Pomiędzy dwoma arkuszami papieru do pieczenia rozwałkuj ciasto na grubość 3 cm.

d) Za pomocą dużej foremki do serc wytnij z ciasta 10 serc i ułóż je na blasze do pieczenia.

e) Za pomocą mniejszego foremki wytnij środek z 5 ciastek. Powinno wyjść 5 solidnych spodów w kształcie serc i 5 ciastek z wyciętymi środkami w kształcie serc. Piec przez 20 minut.

40. deser Eton Mess

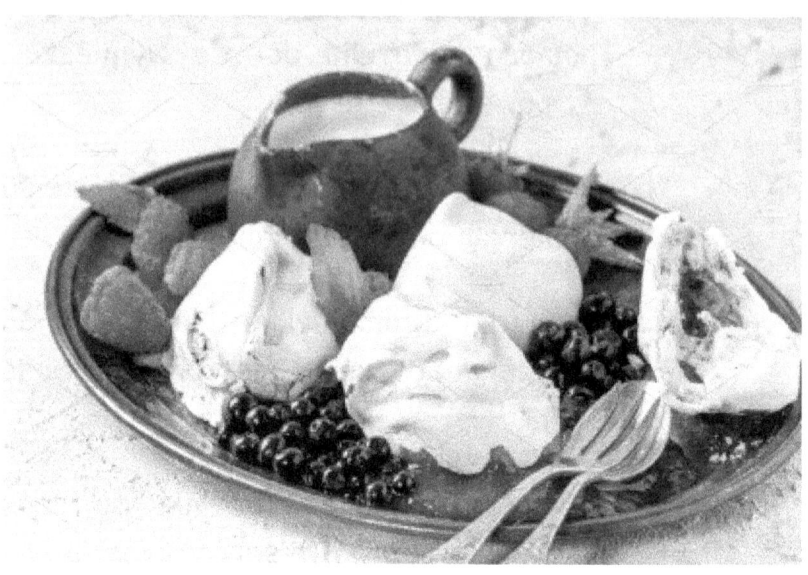

SKŁADNIKI

- 50g Bezy niskobiałkowej, podzielonej na małe kawałki

- 50 g Malin

- 50 g posiekanych truskawek

- Jedzenie Niebiańskie Niebiańskie Bite!

a) Ułóż bezy, Food Heaven Heavenly Whipped!, maliny i truskawki i włóż do dwóch szklanych misek.

b) Zarabiaj.

41. Beza

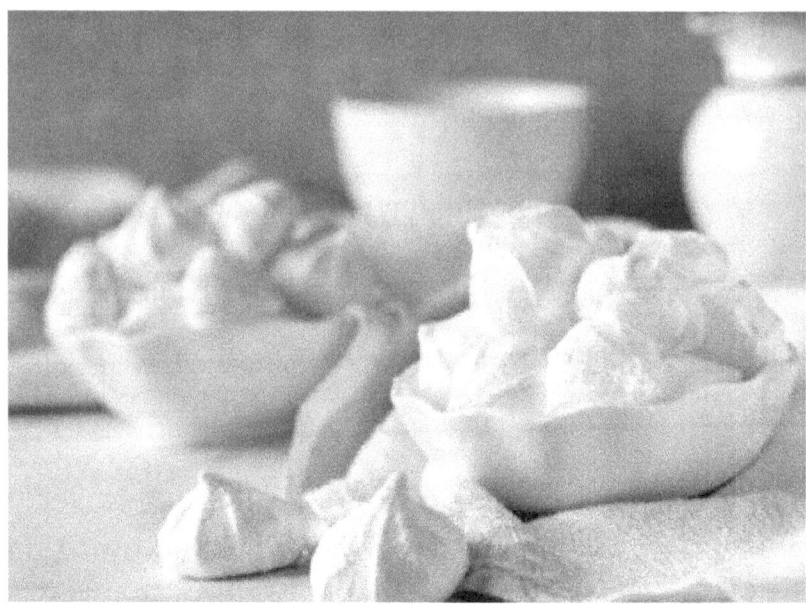

SKŁADNIKI

- 100 ml Aquafaby
- ¼ łyżeczki Krem z kamienia nazębnego
- 100 g cukru pudru
- 1 łyżeczka esencji waniliowej

a) Wlej wrzącą wodę do czystej szklanej miski, co w razie potrzeby usunie nadmiar tłuszczu z miski

b) Do miski włóż aquafabę i krem z kamienia nazębnego i ubijaj elektryczną trzepaczką, aż utworzą się miękkie szczyty.

c) Dodawaj stopniowo cukier puder, po 1 łyżce na raz i ubijaj pomiędzy każdą łyżką. Ubijaj, aż utworzy się sztywna piana.

d) Dodaj esencję waniliową i ubijaj przez 10 sekund, aż składniki się połączą.

e) Przełóż mieszaninę do rękawa cukierniczego i wyciskaj wybrane kształty na wyłożoną papierem blachę do pieczenia.

f) Piec w piekarniku przez 90 minut.

KANAPKI I BURGERY

42. Kanapka z Grzybami

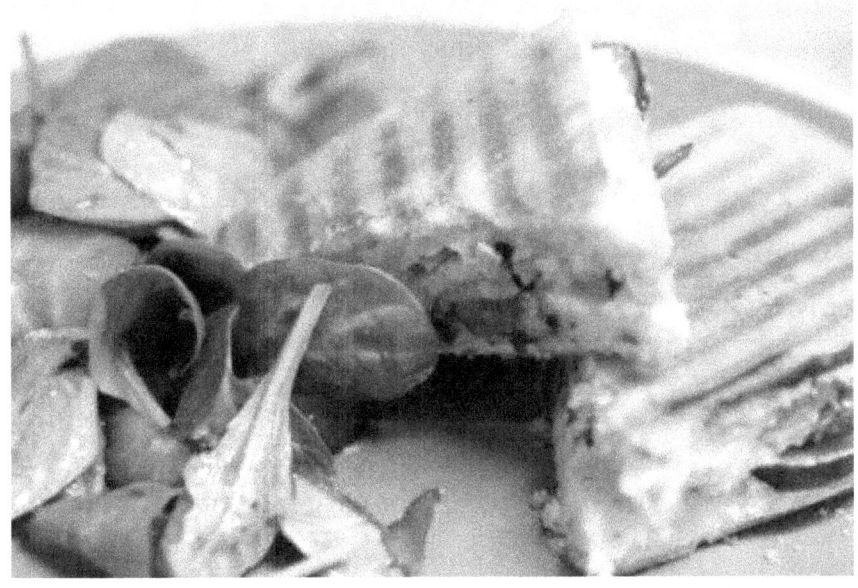

SKŁADNIKI

- 1 szklanka karczochów konserwowych Sok z ½ cytryny
- 1 łyżka oliwy z oliwek
- 1 łyżeczka mielonego czosnku
- 1 łyżeczka białego octu
- ¼ łyżeczki soli , mielony czarny pieprz
- 2 kapelusze grzybów portobello
- 1 cukinia, pokrojona na 3-calowe segmenty
- 2 łyżki oliwy z oliwek
- 1 średni pomidor, pokrojony w plasterki
- 2 bułki wieloziarniste, wydrążone wnętrze
- 2 uncje świeżego koziego sera

a) Połącz wszystkie składniki tapenady w misie robota kuchennego wyposażonego w metalowe ostrze.

b) Aby przygotować kanapkę: Rozgrzej piekarnik do 400°F. Ułóż grzyby i cukinię na nieprzywierającej blasze do pieczenia. Skropić 1 łyżką oliwy z oliwek. Piec przez 10 minut. Ułóż plasterki pomidora na tej samej blasze do pieczenia, skrop pozostałą łyżką oliwy z oliwek i kontynuuj pieczenie, przewracając warzywa w połowie pieczenia, przez 20 minut lub do momentu, aż zaczną skwierczeć, a cały płyn odparuje.

43. Burgery z grillowanymi grzybami

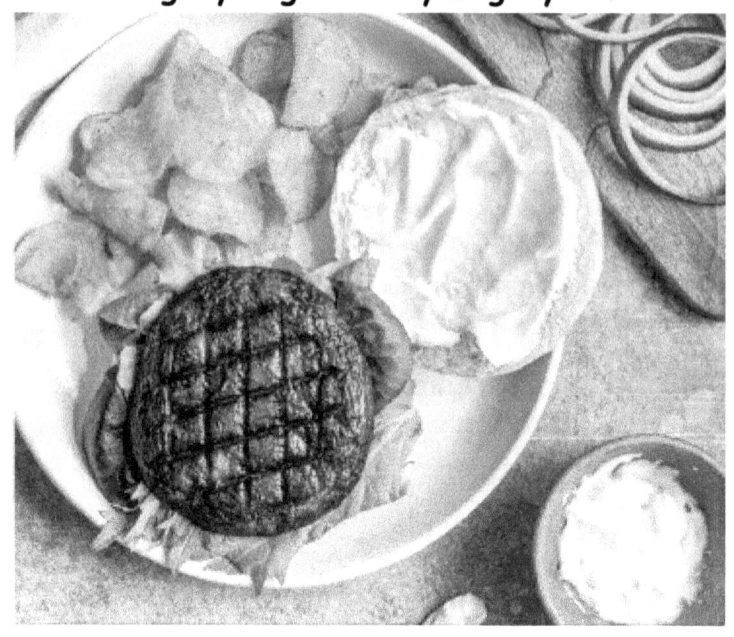

SKŁADNIKI

- 2 duże kapelusze grzybów portobello
- 4 łyżeczki octu balsamicznego
- ½ szklanki pieczonych pasków czerwonej papryki
- 2 bułki 100% pełnoziarniste
- 2 plasterki (3/4 uncji każdy) Provolone
- 4 liście sałaty frisée

a) Rozgrzej patelnię grillową na średnim ogniu.

b) Grilluj grzyby przez 8 minut, obracając je w połowie pieczenia i polewając octem. Na patelni grillowej podgrzej paski papryki i bułki.

c) Na każdy spód bułki nałóż 1 łyżkę pesto, następnie ułóż grzyby, posyp 1 plasterkiem sera i połową plasterków papryki. Połóż 2 liście frisée na wierzchu każdego burgera, skrop dodatkowym octem, jeśli chcesz, i przykryj górną częścią bułki.

44. Kanapki z serem oliwkowo-kremowym

SKŁADNIKI

- 1 opakowanie (8 uncji) sera Neufchâtel, miękkiego
- 4 szalotki, posiekane
- $\frac{1}{4}$ łyżeczki sosu ostrej papryki (opcjonalnie)
- 12 krakersów pszennych o niższej zawartości sodu
- 2 pomidory śliwkowe, pokrojone w cienkie plasterki

a) Połącz ser, oliwki, szalotkę i sos z ostrej papryki, jeśli chcesz, w małej misce.
b) Rozsmarować na krakersach. Na wierzch połóż pomidory.

45. Kanapki z Łososiem Z Wasabi

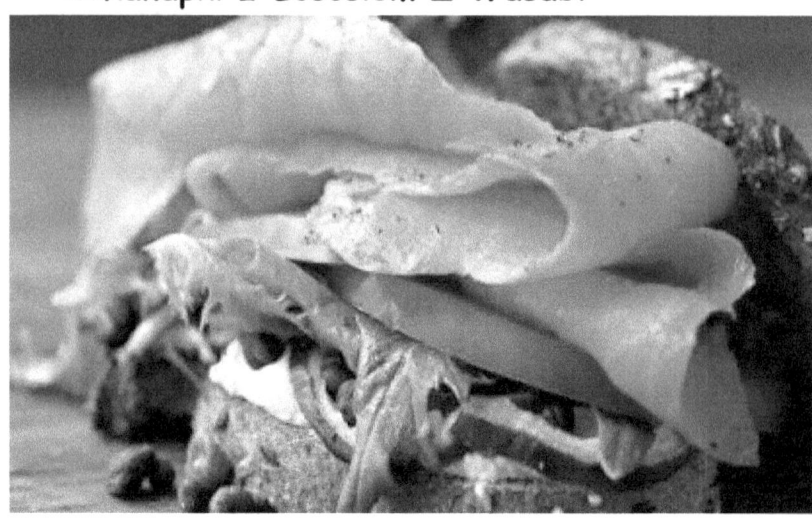

SKŁADNIKI

- ¼-½ łyżeczka pasty wasabi
- 2 szklanki (puszka 14,75 uncji) dzikiego łososia alaskańskiego z puszki, odsączonego
- 8 cienkich kromek chleba 100% pełnoziarnistego, tostowych
- 4 cienkie plasterki czerwonej cebuli
- 4 cienkie krążki czerwonej papryki
- 4 łyżeczki pokrojonego w plasterki marynowanego imbiru
- 1 szklanka rukoli

a) Połączyć majonez z ¼ łyżeczki pasty wasabi i wymieszać na gładką masę. Jeśli chcesz, dodaj więcej wasabi, według własnego gustu. Delikatnie włóż łososia.

b) Połóż 4 kromki chleba na blacie i przykryj każdą połówką szklanka mieszanki z łososiem, 1 plasterek cebuli podzielony na krążki, 1 krążek papryki, 1 łyżeczka imbiru i ¼ szklanki rukoli. Na wierzch połóż pozostałe 4 kromki chleba.

46. Tandetna kanapka z kurczakiem

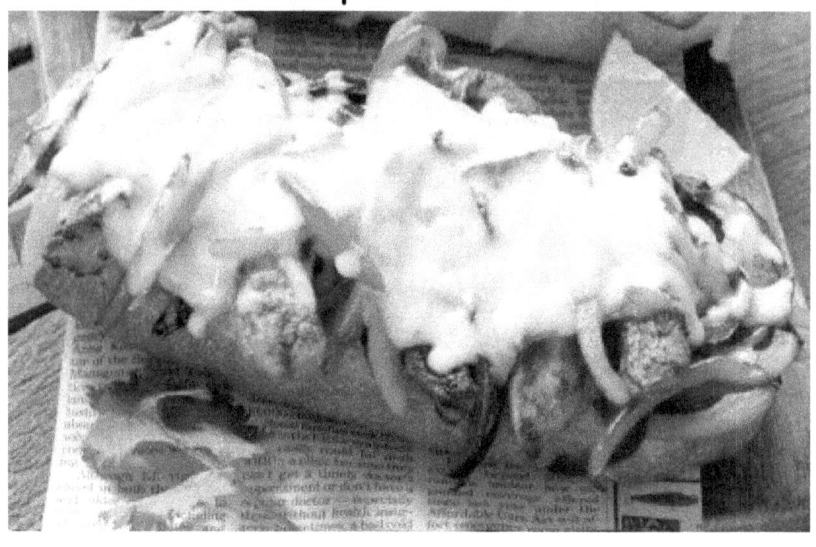

SKŁADNIKI

- 2 tortille kukurydziane (średnica 6 cali)
- 1 plasterek (3/4 uncji) sera Cheddar o obniżonej zawartości tłuszczu
- 1 uncja cienko pokrojona, ugotowana, bez kości i skóry, pierś z kurczaka
- 1 sałata liściasta, pokrojona na kawałki
- 2 łyżeczki salsy
- 2 łyżeczki posiekanej świeżej kolendry

a) Rozgrzej olej na patelni z powłoką nieprzywierającą na średnim ogniu. Smaż tortille przez około 1 minutę z każdej strony lub do momentu, aż lekko się zarumienią (staną się chrupiące, gdy ostygną). Przenieś tortille na powierzchnię roboczą. Połóż ser na 1 tortilli.

b) Umieść kurczaka na patelni (nie wycieraj go wcześniej) i smaż przez 30 sekund lub do momentu, aż będzie ciepły.

c) Na tortillę pokrytą serem połóż kurczaka, sałatę, salsę, kolendrę i na koniec pozostałą tortillę. Ząbkowanym nożem pokroić na 2 półksiężyce.

47. Panini z Indyka Z Awokado

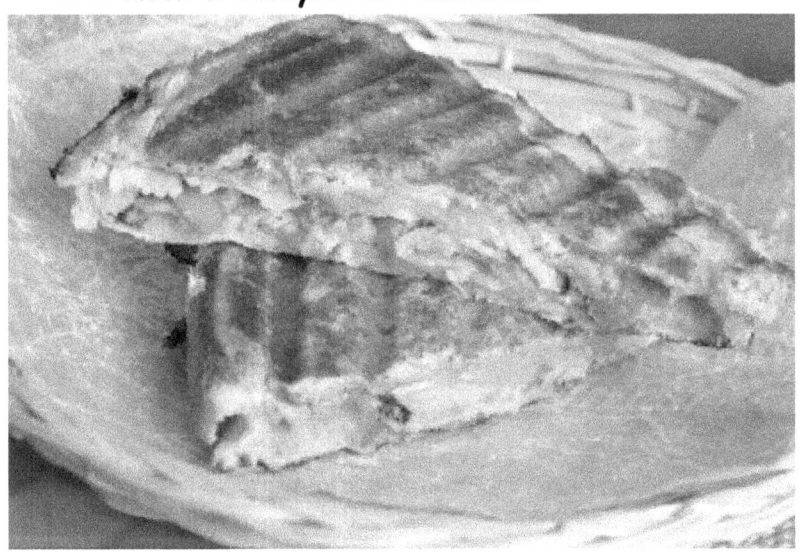

SKŁADNIKI

- 4 kromki chleba pełnoziarnistego
- $\frac{1}{4}$ funta piersi z indyka w plasterkach o obniżonej zawartości sodu
- 4 plasterki pomidora wołowego
- $\frac{1}{4}$ szklanki młodej rukoli
- 2 łyżeczki musztardy Dijon
- 1 łyżeczka oliwy z oliwek extra virgin

a) Połóż 1 kromkę chleba na powierzchni roboczej. Na wierzchu ułóż połowę indyka, plasterki pomidora, plasterki awokado i rukolę. Kolejną kromkę chleba posmaruj połową musztardy i ułóż musztardą do dołu na rukoli. Powtórz z pozostałymi składnikami.

b) Rozgrzej prążkowaną patelnię grillową z powłoką nieprzywierającą na średnim ogniu, aż będzie gorąca. Pracując z jedną kanapką na raz, delikatnie posmaruj zewnętrzną część każdej kanapki ¼ łyżeczki oleju i połóż na patelni. Połóż patelnię z grubym dnem na kanapce i smaż przez 1 do 2 minut z każdej strony lub do momentu, aż będzie przypieczona i ciepła w środku.

48. z grillowaną szynką

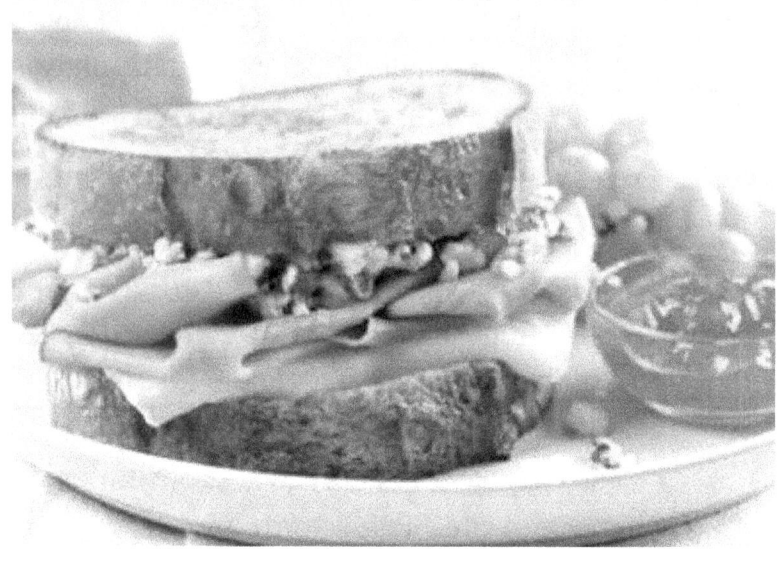

SKŁADNIKI

- 8 kromek chleba wieloziarnistego, tostowych
- 2 łyżki majonezu na oleju rzepakowym
- 1 szklanka młodej rukoli lub gałązek rzeżuchy wodnej
- ¼ funta chudej, pieczonej szynki o niskiej zawartości sodu, pokrojonej w cienkie plasterki
- 1 dojrzała czerwona gruszka Bartlett, pokrojona na ćwiartki, pozbawiona gniazd nasiennych i pokrojona w cienkie krążki
- ¼ szklanki pokruszonego sera Gorgonzola

a) Rozgrzej brojler. Ułóż chleb na blasze do pieczenia. Posmaruj 4 plasterki majonezem i ułóż na wierzchu rukolę lub rzeżuchę, równomiernie je dzieląc. Przykryj te same plasterki równymi porcjami szynki i ułóż na wierzchu krążki gruszek. Posyp gruszkę serem i pokrojonymi migdałami.

b) Umieść pod grillem na 1 do 2 minut lub do momentu, aż ser się roztopi. Na wierzch połóż pozostały chleb. Przekrój po przekątnej i podawaj na ciepło.

49. Burger z tuńczykiem i cytryną Aioli

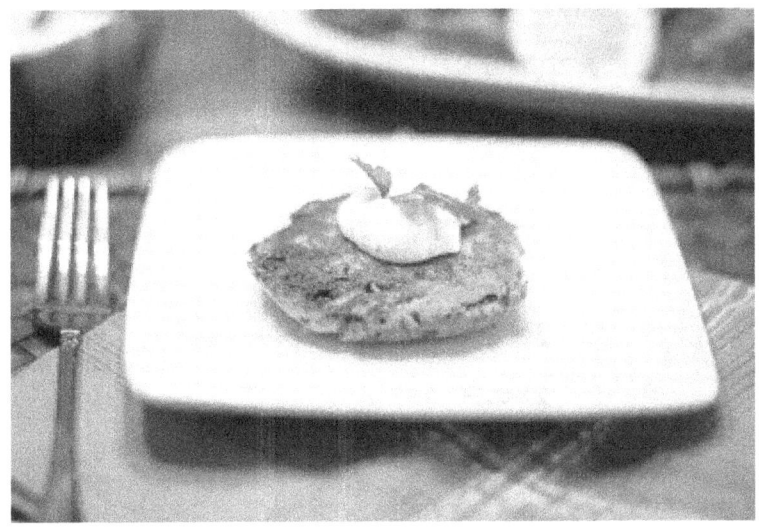

SKŁADNIKI

- 1 łyżka soku z cytryny
- ½ ząbka czosnku, posiekanego
- ½ zielonej cebuli, pokrojonej w cienkie plasterki
- 4 (4 uncje) steki z tuńczyka żółtopłetwego
- 2 łyżeczki oleju rzepakowego
- ¼ łyżeczki soli
- 4 bułki do hamburgerów
- 1 szklanka świeżych liści rukoli
- ¼ ogórka, pokroić na 12 plasterków

a) Pokryj ruszt grilla sprayem do gotowania. Przygotuj grill na średnio-wysoki ogień.

b) Połącz majonez, sok z cytryny, czosnek i cebulę w misce i dobrze wymieszaj.

c) Steki z tuńczyka posmaruj olejem i posyp solą. Grilluj przez 2 minuty z każdej strony lub do momentu, aż będą dobrze zaznaczone i ugotowane do pożądanego stopnia wysmażenia.

d) Ułóż spody bułek na każdym z 4 talerzy. Na każdym ułóż ¼ szklanki rukoli, 3 plasterki ogórka i 1 stek z tuńczyka. Posmaruj górną połowę każdej bułki mieszanką majonezu i połóż każdą na steku z tuńczyka. Natychmiast podawaj.

50. Szarpana wieprzowina z grilla

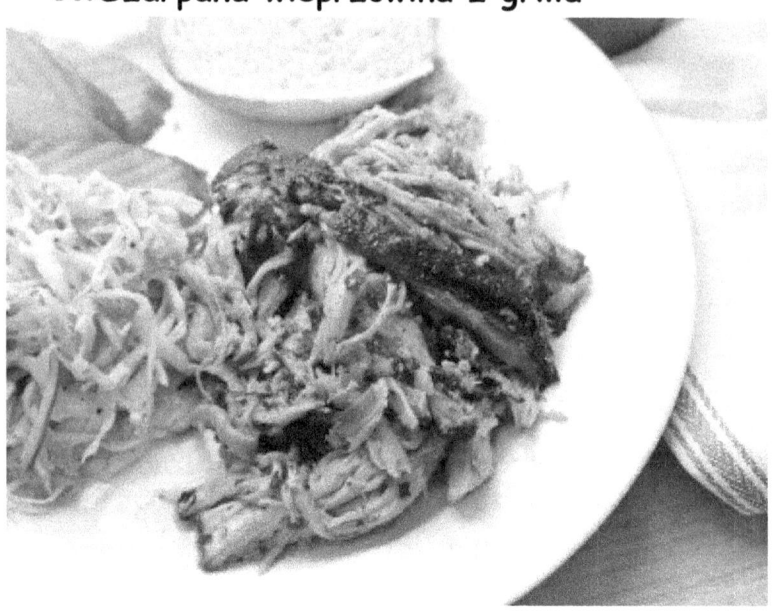

SKŁADNIKI

- 1 ½ funta polędwicy wieprzowej bez kości, oczyszczonej z całego widocznego tłuszczu
- 1 średnia cebula, posiekana (około ½ szklanki)
- 2/3 szklanki ketchupu
- 1 łyżka octu jabłkowego
- 1 łyżka melasy
- 2 łyżeczki cukru brązowego
- 2 łyżeczki musztardy w proszku
- 1 ½ łyżeczki czosnku w proszku
- 1 łyżeczka sosu Worcestershire
- ¼ łyżeczki świeżo zmielonego czarnego pieprzu
- 1 ½ szklanki bulionu z kurczaka lub warzyw
- 6 pełnoziarnistych bułek hamburgerowych

a) Dodaj cebulę i smaż przez kolejne 5 minut lub do momentu, aż cebula zacznie się złocić. Dodać ketchup, ocet, melasę, cukier, musztardę w proszku, czosnek w proszku, sos Worcestershire, czarny pieprz i bulion.

b) Dobrze wymieszaj, aby połączyć i doprowadzić do wrzenia na średnim ogniu. Zmniejsz ogień do małego, przykryj i gotuj na wolnym ogniu, mieszając od czasu do czasu, przez 1,5 godziny.

c) Odkryć garnek i dusić jeszcze 10 minut, aż sos lekko zgęstnieje, a wieprzowina będzie bardzo miękka. Zdjąć z ognia.

d) Rozerwij wieprzowinę na kawałki dwoma widelcami i podawaj na pełnoziarnistych bułkach do hamburgerów

ZUPY I SAŁATKI

51. Schłodzona letnia zupa

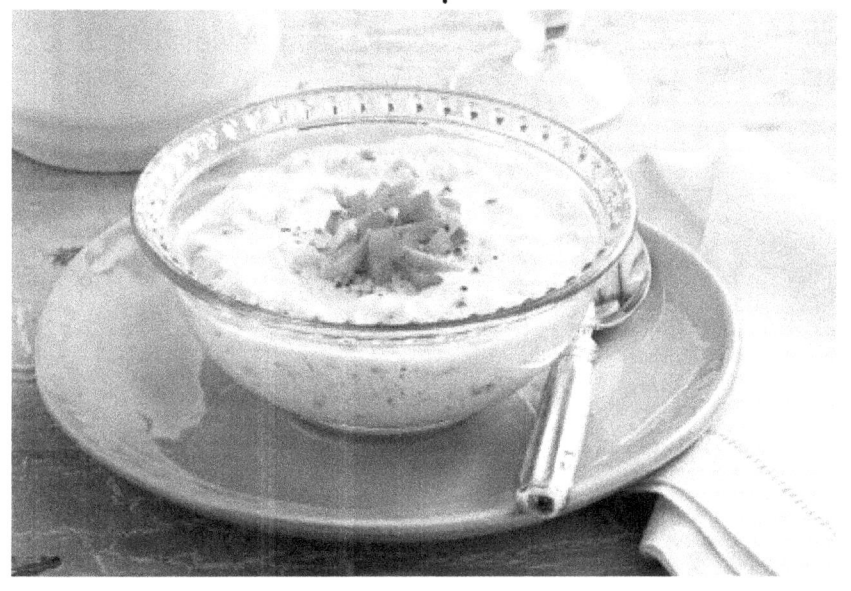

SKŁADNIKI

- 4 duże marchewki, grubo posiekane
- 2 puszki (14½ uncji każda) bulionu z kurczaka o obniżonej zawartości sodu
- 1 duża żółta dynia letnia, posiekana
- ½ małej czerwonej cebuli, posiekanej
- 1 ząbek czosnku
- 3/4 łyżeczki mielonego kminku
- ½ łyżeczki soli
- ¼ łyżeczki mielonej kolendry
- ¼ łyżeczki mielonego czarnego pieprzu
- 3/4 szklanki niskotłuszczowego jogurtu naturalnego
- Świeży szczypiorek, pokrojony w kawałki o długości ¼" (opcjonalnie)

a) Połącz marchewkę z bulionem w dużym, przykrytym rondlu i zagotuj. Zmniejsz ogień do średniego i gotuj na wolnym ogniu przez około 7 minut lub do momentu, aż marchewki zaczną mięknąć.

b) Dodać dynię, cebulę, czosnek, kminek, sól, kolendrę i pieprz. Przykryj i podnieś ogień do wysokiego. Gdy tylko mieszanina zacznie wrzeć, zmniejsz ogień do małego i gotuj na wolnym ogniu przez 15 do 20 minut lub do czasu, aż warzywa będą bardzo miękkie, a smaki się wymieszają.

c) Zmiksuj zupę na gładką masę. Przelać do miski, przykryć i wstawić do lodówki na 1 godzinę.

d) Mieszaj jogurt z zupą, aż się połączy.

52. Zupa pomidorowa z awokado

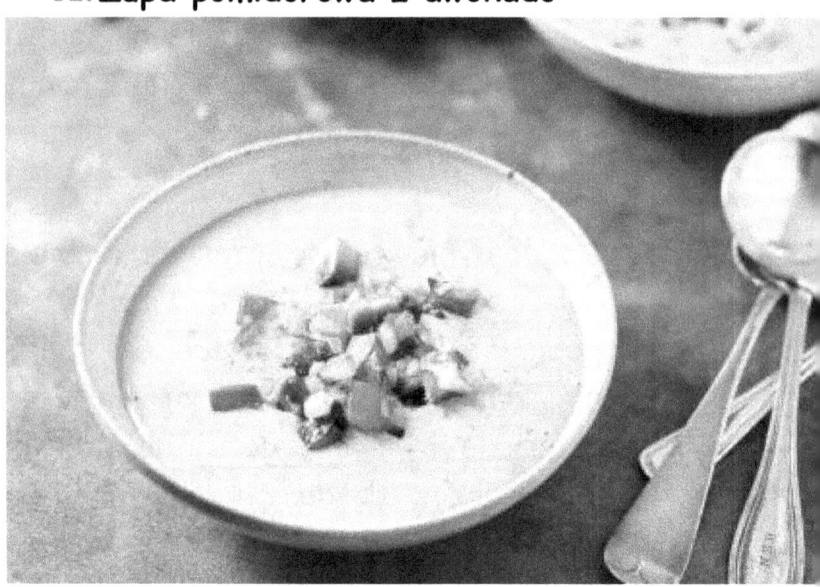

SKŁADNIKI

- 1 puszka (28 uncji) całych pomidorów
- ½ słodkiej cebuli, pokrojonej w plasterki
- 1 szklanka bulionu warzywnego o obniżonej zawartości sodu
- 1 szklanka wody
- ½ łyżeczki mielonego pieprzu
- 1 szklanka maślanki
- ¼ szklanki beztłuszczowego jogurtu greckiego

a) Rozgrzej piekarnik do 350°F.

b) Wlać pomidory (z sokiem) do naczynia do pieczenia o wymiarach 11 x 17 cali. Posyp cebulę na wierzchu i piecz przez 1 godzinę lub do momentu, aż mieszanina będzie gęsta, a cebula zacznie się rumienić.

c) Przenieść mieszaninę do blendera. Dodać bulion, wodę, pieprz i zmiksować na gładką masę.

d) Podgrzewaj mieszaninę zupy w garnku na średnim ogniu przez 5 minut lub do momentu, aż się rozgrzeje. Dodać maślankę i wymieszać do połączenia.

e) Udekoruj każdą porcję 1 łyżką jogurtu i $\frac{1}{4}$ plasterków awokado.

53. Zupa Z Dyni Piżmowej

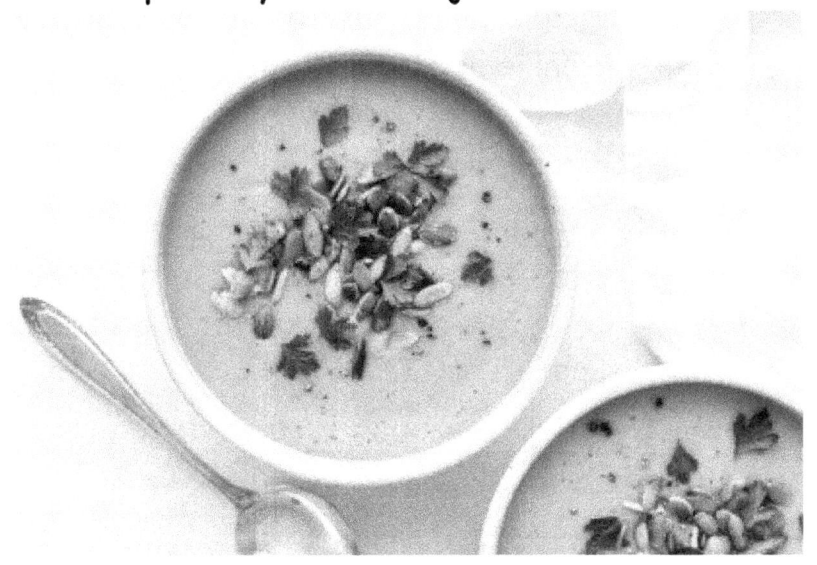

SKŁADNIKI

- 1 duży por, umyty i pokrojony w cienkie plasterki
- 1 duża dynia piżmowa
- 4 ząbki czosnku, posiekane
- 1 łyżka mieszanki do pieczenia Loprofin
- 1 łyżka oleju roślinnego
- Mieszanka napojów LP o pojemności 6,5 uncji
- Świeża pietruszka, posiekana
- Zmielony czarny pieprz

a) Do dużego, głębokiego i ciężkiego rondla włóż por, kawałki dyni, czosnek i oliwę. Gotuj delikatnie przez 3-4 minuty, aż warzywa zaczną mięknąć, ale nie brązowieć.

b) Wymieszaj mieszankę do pieczenia z LP-Drink Mix i zalej 32 uncjami ciepłej wody. Dobrze wymieszać.

c) Stopniowo wlewaj płynną mieszaninę na patelnię i doprowadzaj do wrzenia, ciągle mieszając. Mieszanka puree

d) Wlać około jednej czwartej zupy do miski i pozostawić do ostygnięcia, a następnie dodać odrobinę posiekanej natki pietruszki.

54. Afrykańska Zupa Orzechowa

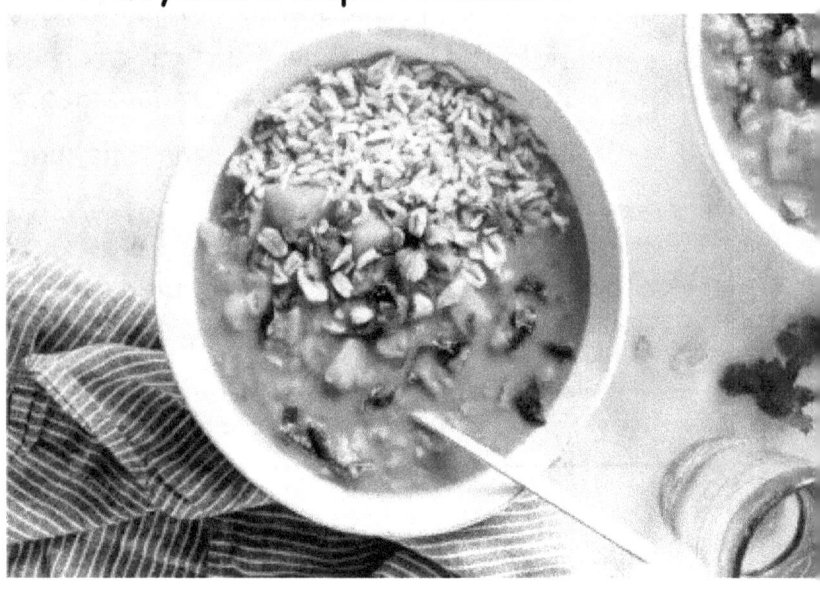

SKŁADNIKI

- 1 łyżka oleju rzepakowego
- 1 cebula, posiekana
- 2 porzeczki, seler, posiekane
- 2 marchewki, posiekane
- 1 ząbek czosnku, posiekany
- 1 łyżka startego imbiru
- 3 szklanki bulionu warzywnego o obniżonej zawartości sodu
- 2 łyżki świeżo wyciśniętego soku z cytryny
- 2 łyżki posiekanych niesolonych orzeszków ziemnych
- 2 łyżki posiekanej świeżej kolendry

a) Rozgrzej olej w dużym garnku lub holenderskim na średnim ogniu. Dodać cebulę, seler i marchewkę. Smaż, mieszając od czasu do czasu, przez 5 minut lub do momentu, aż cebula zmięknie.

b) Dodać czosnek, imbir i 2 szklanki bulionu. Zmniejsz ogień do małego, przykryj i gotuj na wolnym ogniu przez 30 minut lub do momentu, aż warzywa będą bardzo miękkie.

c) Przełóż zupę do robota kuchennego wyposażonego w metalowe ostrze lub blendera (w razie potrzeby partiami). Przetwarzaj, aż będzie gładka.

d) Zupę wlej z powrotem do garnka i dodaj masło orzechowe, sok z cytryny i pozostałą 1 szklankę bulionu. Gotuj przez 5 minut.

55. Zupa z soczewicy

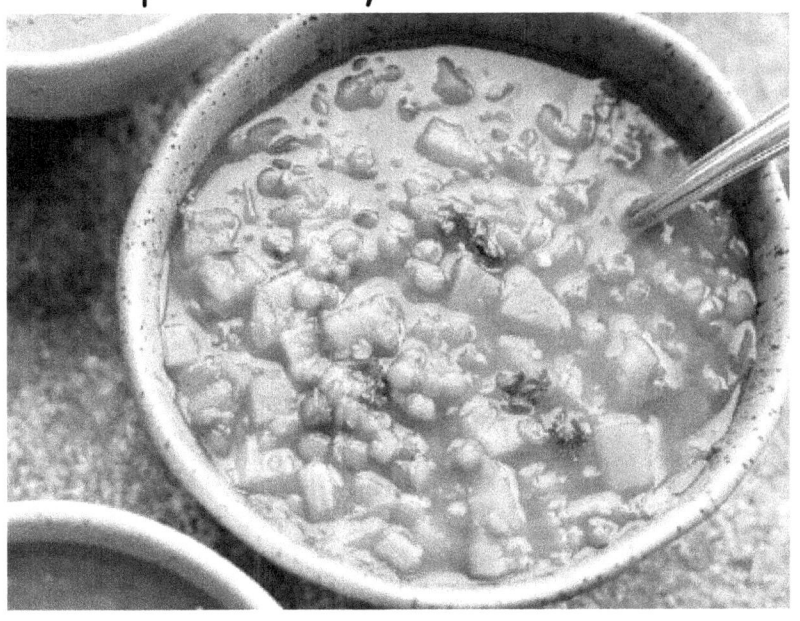

SKŁADNIKI

- 1 łyżka oliwy z oliwek
- 1 ½ łyżeczki całych nasion kminku
- 1 duża cebula, posiekana
- 4 ząbki czosnku, posiekane
- ½ łyżeczki mielonej kolendry
- ½ łyżeczki świeżo zmielonego czarnego pieprzu
- 1 łyżeczka papryki
- 1 1/3 szklanki (½ funta) soczewicy, posortowanej i opłukanej
- 5 szklanek wody
- 1 puszka (14½ uncji) pokrojonych w kostkę pomidorów
- 2 szklanki posiekanego świeżego szpinaku
- ½ łyżeczki soli
- ½ szklanki beztłuszczowego jogurtu greckiego

a) Umieść olej i nasiona kminku w holenderskim piekarniku lub ciężkim, dużym rondlu ustawionym na średnim ogniu.

b) Gotuj, mieszając, przez 2 do 3 minut lub do momentu, aż zacznie pachnieć. Dodaj cebulę, czosnek, kolendrę i pieprz i smaż, często mieszając, przez 4 do 6 minut lub do momentu, aż cebula i czosnek będą miękkie. Wymieszaj paprykę.

c) Dodaj soczewicę i wodę. Przykryć i doprowadzić do wrzenia. Zmniejsz ogień do małego i gotuj na wolnym ogniu pod przykryciem przez 30 do 35 minut lub do momentu, aż soczewica będzie bardzo miękka.

d) Wymieszaj pomidory, szpinak, orzeszki ziemne i sól. Zwiększ ogień i gotuj na wolnym ogniu bez przykrycia przez 5 minut dłużej.

56. Włoska Zupa Z Zielonych I Fasoli

SKŁADNIKI

- 1 łyżka oliwy z oliwek
- 1 duża cebula, posiekana
- 4 marchewki, posiekane
- 1 puszka (14½ uncji) pokrojonych w kostkę pomidorów z pieczonym czosnkiem (sok zarezerwowany)
- 2 puszki (14½ uncji każda) bulionu z kurczaka o obniżonej zawartości sodu
- 3 puszki (po 15 uncji każda) fasoli cannellini bez dodatku soli, opłukanej i odsączonej
- 1 łyżka posiekanego suszonego rozmarynu
- 3 szklanki wody
- ½ funta escarole, grubo posiekanej
- ½ łyżeczki soli
- ½ szklanki startego
- Ser romański

a) Rozgrzej oliwę z oliwek w dużym garnku na średnim ogniu. Gotuj cebulę i marchewkę przez 10 minut lub do momentu, aż warzywa zmiękną.

b) Dodać pomidory i ich sok, bulion, fasolę, rozmaryn i 3 szklanki wody. Przykryj i gotuj przez około 10 minut lub do momentu, aż mieszanina zacznie się gotować.

c) Zmniejsz ogień, dodaj escarole i sól. Gotuj bez przykrycia przez 15 minut dłużej lub do momentu połączenia smaków. Wmieszać ser.

57. Zupa Cebulowa Bez Sera

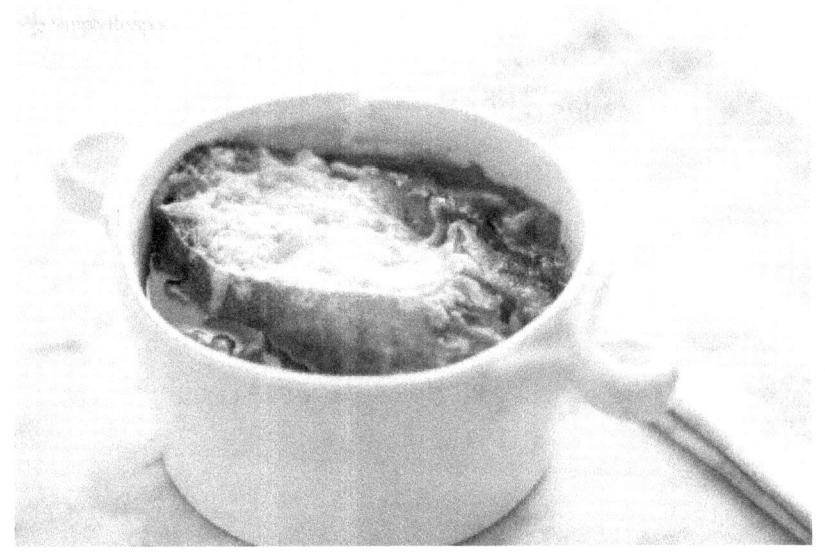

SKŁADNIKI

- 8 uncji polędwicy wołowej, przyciętej
- 3 duże cebule, pokrojone w cienkie plasterki
- 2 ząbki czosnku, posiekane
- 2 łyżki octu balsamicznego
- 4 szklanki bulionu wołowego o obniżonej zawartości sodu
- 1 łyżeczka sosu Worcestershire

a) Rozgrzej 1 łyżkę oleju w dużym garnku na średnim ogniu. Dodaj wołowinę i smaż przez około 2 do 3 minut z każdej strony .

b) Dodaj pozostałe 3 łyżki oleju do garnka i zmniejsz ogień do średniego. Dodaj cebulę i cukier i smaż, mieszając od czasu do czasu, około 25 minut lub do złotego koloru.

c) Dodaj czosnek i smaż przez 2 minuty.

d) Zwiększ ogień do średniego, wlej ocet i zagotuj. Gotuj, ciągle mieszając, przez około 1 minutę lub do momentu, aż ocet prawie całkowicie odparuje.

e) Dodaj bulion i sos Worcestershire. Doprowadzić do wrzenia, zmniejszyć ogień do minimum i gotować pod przykryciem przez 15 minut.

f) Chleb rwiemy na kawałki i obracamy w robocie kuchennym, tworząc okruszki. Okruchy wmieszać do zupy

58. **Sałatka Brokułowo-Orzechowa**

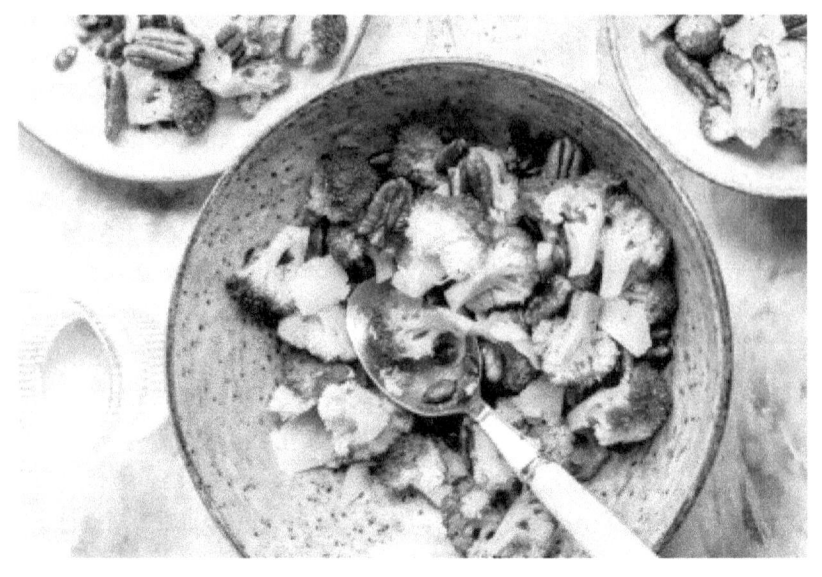

SKŁADNIKI

- 3 łyżki majonezu na oleju rzepakowym
- 1 łyżka octu winnego czerwonego lub białego
- 1/8 łyżeczki soli
- 2 szklanki różyczek brokułów
- ¼ szklanki posiekanej czerwonej cebuli
- ¼ łyżeczki płatków czerwonej papryki

Połącz majonez, ocet i sól w dużej misce. Ubijaj, aż będzie gładka.

a) Dodaj brokuły, orzechy pekan, cebulę i płatki czerwonej papryki. Rzuć dwie warstwy. Przechowywać w lodówce do momentu podania.

59. Sałatka z makaronem Tortellini

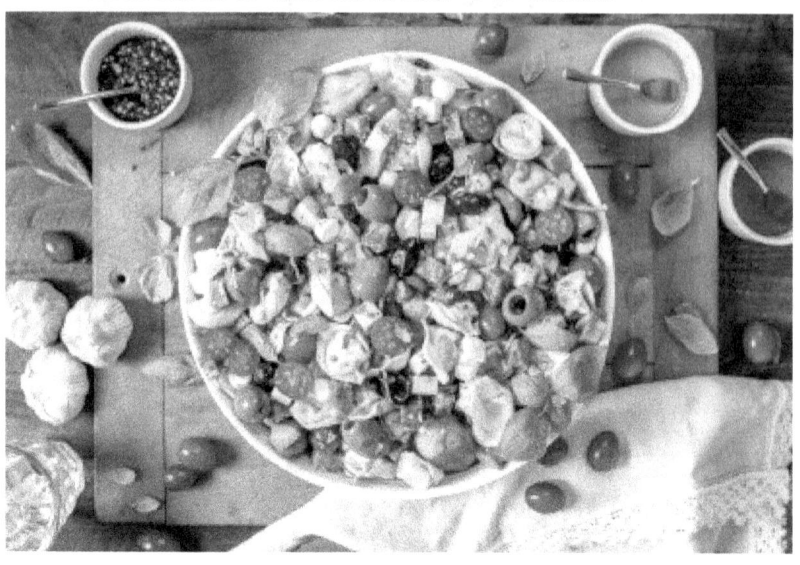

SKŁADNIKI

- 1 opakowanie (9 uncji) schłodzonych tortellini z serem trójkolorowym
- 2 szklanki obranego groszku cukrowego 2 szklanki młodej marchewki
- 2 szklanki różyczek brokułów
- 2 łyżki pesto
- 1 szklanka pomidorków koktajlowych, przekrojonych na połówki
- $\frac{1}{4}$ łyżeczki mielonego czarnego pieprzu Świeża bazylia (opcjonalnie)

a) Tortellini włóż do dużego garnka z wrzącą wodą. Gotuj zgodnie z instrukcją na opakowaniu, od czasu do czasu mieszając. Dodaj groszek cukrowy, marchewkę i brokuły i gotuj przez ostatnie 3 minuty lub do momentu, aż będą miękkie, ale nadal chrupiące.

b) Odcedź makaron i warzywa, przelej zimną wodą. Przełożyć do dużej miski i wymieszać z pesto. Delikatnie wymieszaj pomidory, oliwki i paprykę. Udekoruj bazylią, jeśli używasz.

60. Sałatka z jęczmienia i fasoli

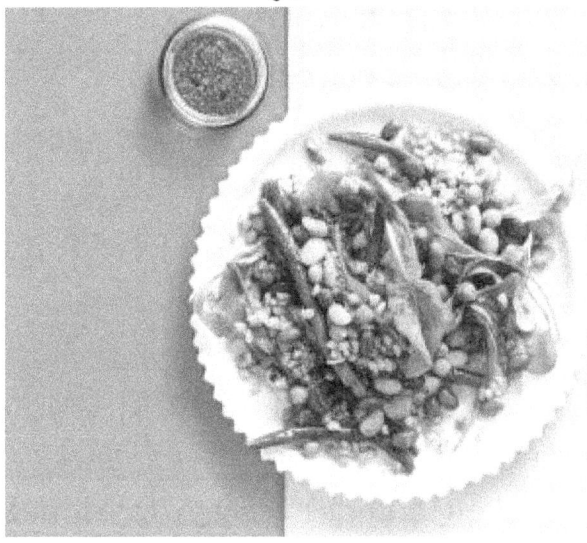

SKŁADNIKI

- 1 szklanka jęczmienia
- 3 łyżki oliwy z oliwek
- 1 por, tylko biała i jasnozielona część, pokrojony w cienkie plasterki
- ½ dyni piżmowej, obranej i posiekanej (około 2 filiżanek)
- ¼ szklanki wody
- 3 łyżki posiekanej świeżej natki pietruszki
- 1 puszka (15 uncji) czarnej fasoli bez dodatku soli, przepłukana i odsączona
- ½ łyżeczki soli
- 2 łyżki soku z cytryny

a) W międzyczasie rozgrzej 2 łyżki oleju na dużej patelni z powłoką nieprzywierającą na średnim ogniu. Dodaj por i dynię i gotuj, mieszając lub mieszając, aż lekko zmiękną i lekko się zarumienią, około 10 minut. Dodaj wodę i połowę natki pietruszki i gotuj jeszcze 2-3 minuty. Warzywa przełożyć do dużej miski.

b) Dodaj jęczmień, czarną fasolę, sól, pozostałą 1 łyżkę oleju i pozostałą natkę pietruszki. Mieszaj do połączenia. Dodaj orzeszki piniowe. Doprawić sokiem z cytryny i pieprzem. W razie potrzeby udekoruj skórką cytryny.

61. Sałatka Szpinakowa Z Awokado

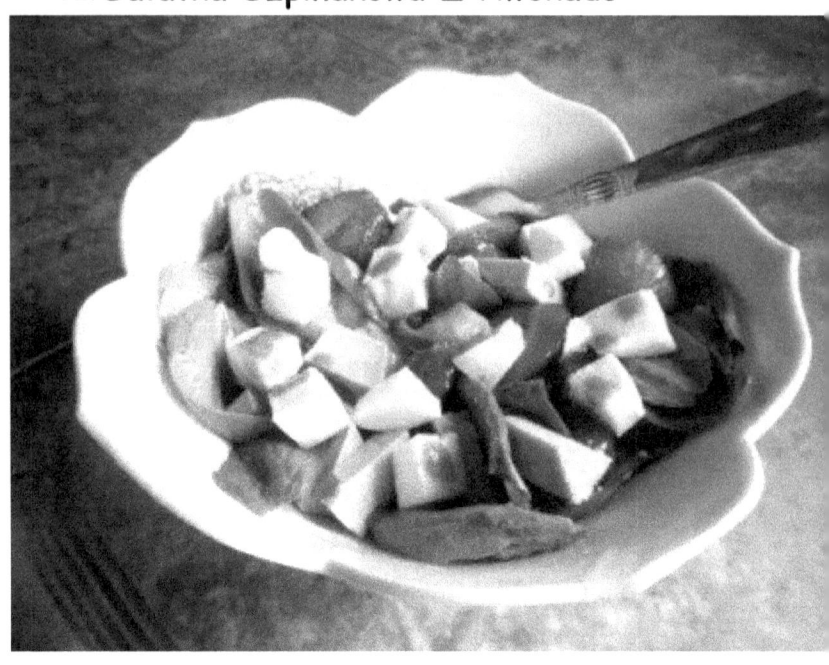

SKŁADNIKI

- 2 szklanki obranych i pokrojonych truskawek
- 2 łyżki oliwy z oliwek extra virgin
- 2 łyżki miodu
- 1 łyżka octu balsamicznego
- ½ łyżeczki soli
- 1/8 łyżeczki mielonego czarnego pieprzu
- 1 torebka (6 uncji) szpinaku dziecięcego
- 1 dojrzałe średnie mango
- 5 uncji świeżej mozzarelli, pokrojonej na małe kawałki
- 3 łyżki posiekanych migdałów, prażonych

a) Do robota kuchennego włóż ½ szklanki truskawek, oliwę, miód i ocet balsamiczny. Przetwarzaj, aż będzie gładka. Przełożyć do salaterki i wymieszać z solą i pieprzem.

b) Dodaj szpinak, mango i pozostałe 1 ½ szklanki truskawek do sosu i dobrze wymieszaj. Na wierzchu posyp mozzarellą, awokado i migdałami.

62. Sałatka francuska z soczewicy

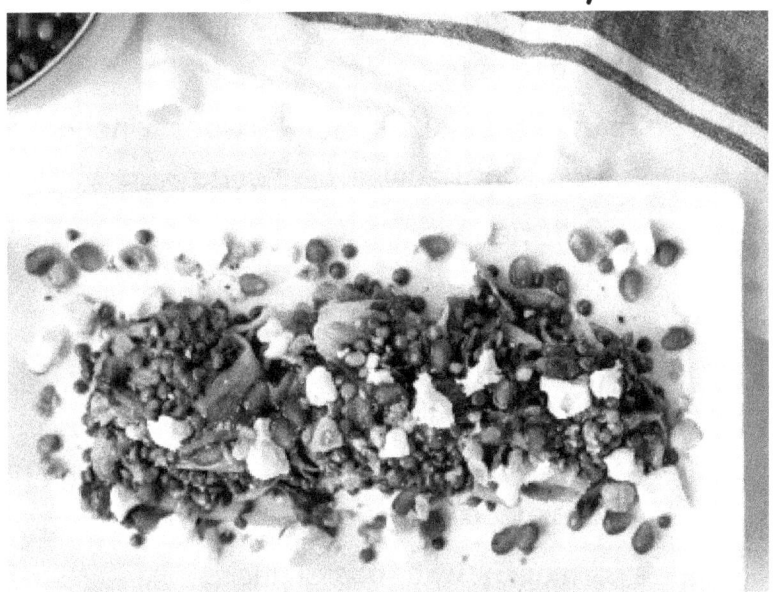

SKŁADNIKI

- 1 szklanka soczewicy francuskiej lub brązowej
- 3 szklanki bulionu warzywnego o obniżonej zawartości sodu
- 2 liście laurowe
- 2 całe ząbki czosnku, obrane
- 2 łyżki czerwonego octu winnego
- $\frac{1}{4}$ łyżeczki soli
- $\frac{1}{4}$ łyżeczki świeżo zmielonego czarnego pieprzu
- 1 marchewka, posiekana
- 2 łyżki posiekanej natki pietruszki
- 1 log (4 uncje) ziołowego sera koziego

a) Połącz soczewicę, bulion, liście laurowe i czosnek w średnim garnku i zagotuj na średnim ogniu. Gdy soczewica osiągnie temperaturę wrzenia, zmniejsz ogień, aby mieszanina się zagotowała. Przykryj i gotuj na wolnym ogniu przez 25 do 30 minut lub do momentu, aż soczewica będzie miękka. Odcedź nadmiar bulionu. Odłożyć ząbki czosnku. Wyrzuć liście laurowe. Rozłóż soczewicę na tacy, aby ostygła.

b) Połącz oliwę, ocet, sól, pieprz i zarezerwowane ząbki czosnku w misce sałatkowej. Ubijaj, rozgniatając czosnek, aż będzie gładki. Dodać soczewicę, marchewkę i pietruszkę. Rzuć dwie warstwy. Rozłóż mieszaninę na 4 talerzach.

c) Ser pokroić na 4 plasterki. Połóż się płasko. Posyp delikatnie kolendrą z obu stron. Umieścić na naczyniu nadającym się do kuchenki mikrofalowej. Mikrofale na średnim poziomie przez około 30 sekund lub tylko do momentu, aż ser będzie ciepły. Na każdą sałatkę połóż kawałek sera.

63. Półmisek Sałatki Jajecznej

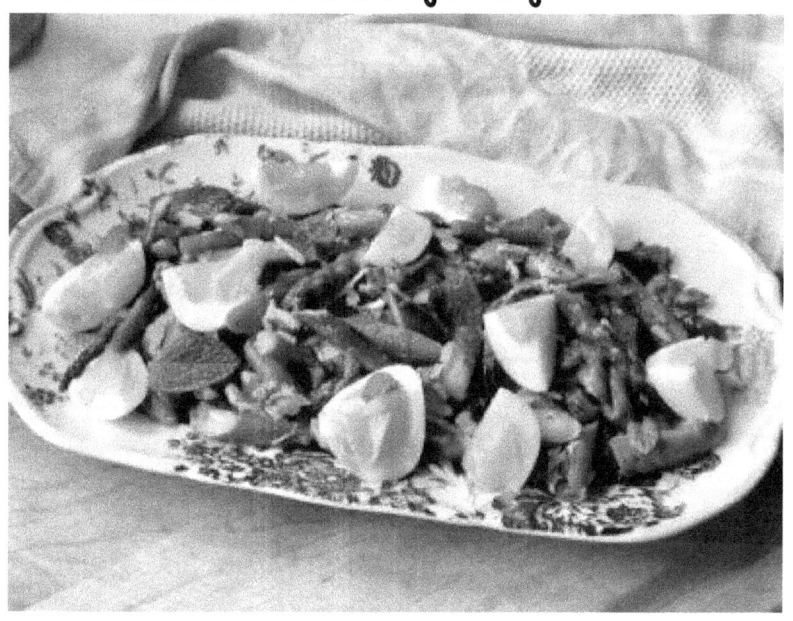

SKŁADNIKI

- 6 dużych jaj, ugotowanych na twardo i obranych (odrzucić 3 żółtka)
- 3 porzeczki, seler, posiekany
- ½ szklanki obranego, posiekanego ogórka szklarniowego
- 3 rzodkiewki, posiekane
- 2 szalotki, pokrojone w cienkie plasterki lub ¼ szklanki posiekanej słodkiej białej cebuli
- 2 łyżki posiekanego świeżego koperku
- ½ łyżeczki musztardy ziarnistej
- ½ łyżeczki świeżo zmielonego czarnego pieprzu
- 1/8 łyżeczki soli sałaty liściastej do podania
- 2 duże pomidory, pokrojone w ósemki
- 8 pieczywa chrupkiego Wasa do podania

a) Grubo posiekaj jajka i białka i umieść je w średniej misce. Dodaj seler, ogórek, rzodkiewki, szalotkę, majonez, koper, musztardę, pieprz i sól i dobrze wymieszaj.

b) Ułóż liście sałaty na talerzu lub talerzach. Na wierzchu ułóż sałatkę i otocz plasterkami pomidorów. Podawać z chrupiącym pieczywem .

64. Klasyczna sałatka grecka z krewetkami

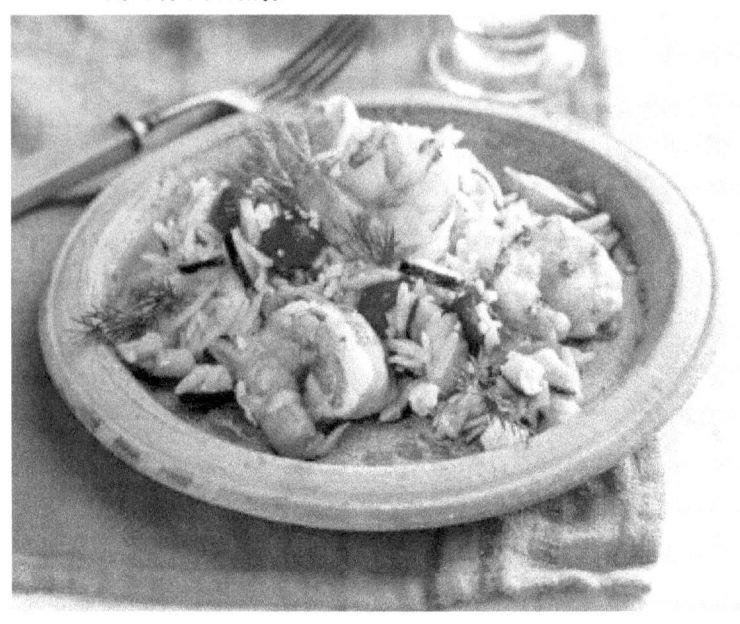

SKŁADNIKI

- 2 łyżki oliwy z oliwek
- 1 łyżka soku z cytryny
- 1 łyżka octu z czerwonego wina
- ½ łyżeczki suszonego oregano, pokruszonego
- ½ łyżeczki świeżo zmielonego czarnego pieprzu
- 2 duże czerwone pomidory, pokrojone na kawałki
- 1 puszka (15 uncji) ciecierzycy, przepłukana i odsączona
- 2 szklanki obranego, posiekanego ogórka
- ½ szklanki pokrojonej w cienkie plasterki czerwonej cebuli
- ½ szklanki grubo posiekanej świeżej pietruszki płaskolistnej
- 3/4 funta obranych gotowanych krewetek, rozmrożonych, jeśli są zamrożone
- 4 szklanki mieszanych warzyw cierniowych, takich jak escarole i sałata rzymska

- 2 uncje sera feta, posiekanego

a) Połącz oliwę, sok z cytryny, ocet, oregano i pieprz w dużej misce sałatkowej i wymieszaj widelcem, aż składniki się połączą.

b) Dodać pomidory, ciecierzycę, ogórek, czerwoną cebulę, pietruszkę, oliwki i krewetki. Wrzuć, aby dobrze wymieszać. Sałatkę odstawiamy na 15 minut, aby smaki się połączyły.

c) Dodaj warzywa i fetę i ponownie wymieszaj.

65. Świąteczna sałatka z indyka

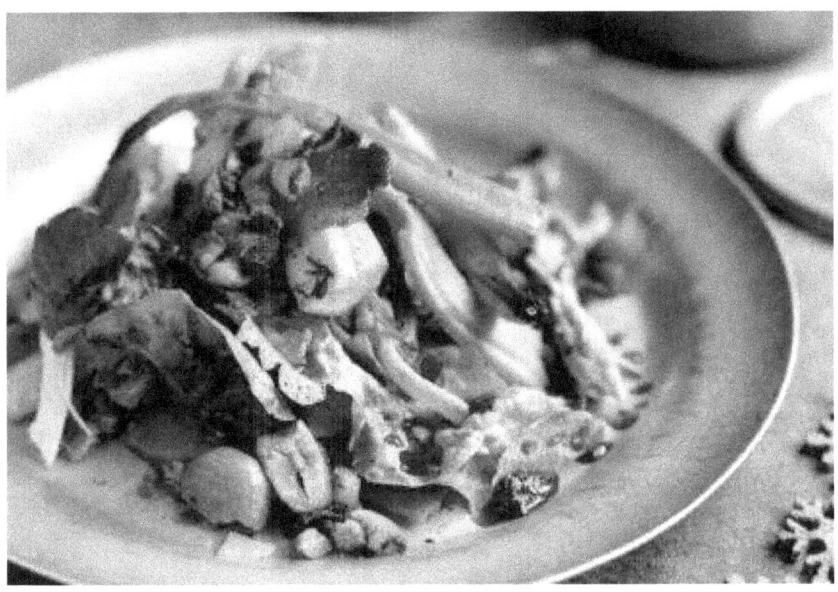

SKŁADNIKI

- 1 1/2 szklanki posiekanej gotowanej piersi z indyka
- 1 szklanka pokrojonego w kostkę selera
- 3 szklanki surowych czerwonych pysznych jabłek ze skórką
- 1/4 szklanki grubo posiekanych orzechów pekan
- 3 łyżki zwykły majonez
- 1/2 szklanki sosu żurawinowego w galaretce
- 1/8 łyżeczki papryka
- 1/8 łyżeczki sucha musztarda
- 1/8 łyżeczki pieprz
- 1 łyżka. ocet
- 2 łyżki stołowe. olej roślinny

a) Połącz pierwsze pięć składników w dużej misce. Dobrze wymieszać. Przykryj i dokładnie ostudź. Podawać z francuskim dressingiem żurawinowym.

b) Dressing: Połączyć pierwsze cztery składniki dressingu w małej misce, wymieszać trzepaczką drucianą na gładką masę.

c) Do masy żurawinowej stopniowo dodawaj ocet, na przemian z olejem, zaczynając i kończąc na occie. Dobrze wymieszaj przy każdym dodaniu.

66. Sałatka z curry jęczmiennej i krewetek

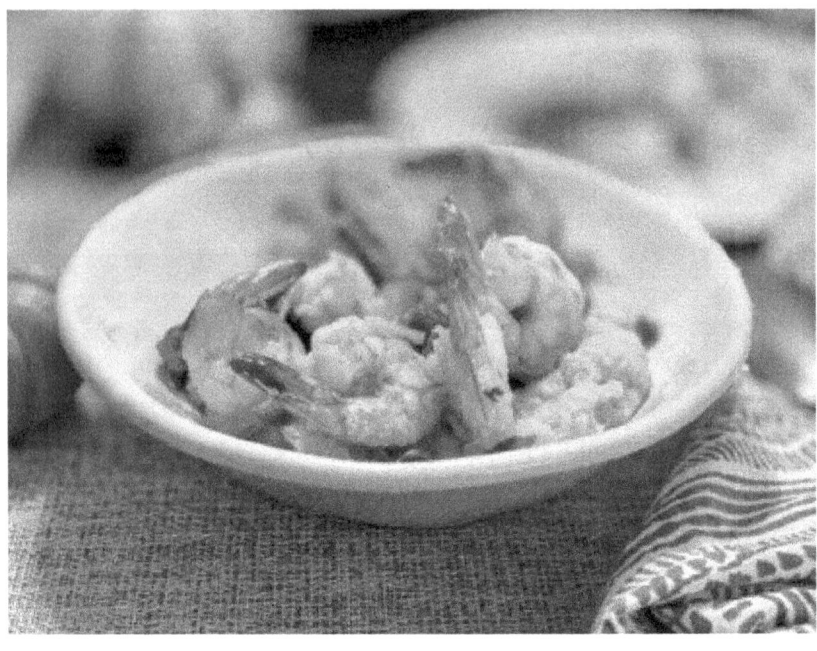

SKŁADNIKI

- 1 szklanka jęczmienia
- 1 łyżeczka curry w proszku
- ½ łyżeczki kurkumy Sok z 4 limonek
- 1 łyżka oleju roślinnego
- ½ papryczki chili jalapeño, pozbawionej nasion i drobno posiekanej
- 1 ząbek czosnku, posiekany
- ¼ łyżeczki soli 1 funt gotowanych krewetek, obranych i oczyszczonych
- 2 pomidory, pozbawione nasion i posiekane (około 1 ½ szklanki)
- 1 zielona papryka, pozbawiona nasion i posiekana
- 1 ogórek, obrany, wypestkowany i posiekany
- 12 szklanek baby greens
- ¼ szklanki posiekanej świeżej bazylii
- 2 uncje półmiękkiego sera koziego, pokruszonego

a) W dużym rondlu zagotuj 3 szklanki wody. Wymieszaj jęczmień, curry i kurkumę. Przykryj i zmniejsz ogień do niskiego. Gotuj przez około 45 minut lub do momentu, aż wchłonie wodę i kasza będzie miękka. Zdjąć z ognia i pozostawić bez przykrycia do lekkiego przestygnięcia.

b) W międzyczasie w dużej misce wymieszaj sok z limonki, olej, papryczkę chili, czosnek i sól. Dodaj krewetki, pomidory, paprykę, ogórek i kaszę jęczmienną. Rzuć dwie warstwy.

67. Penne a la Norma

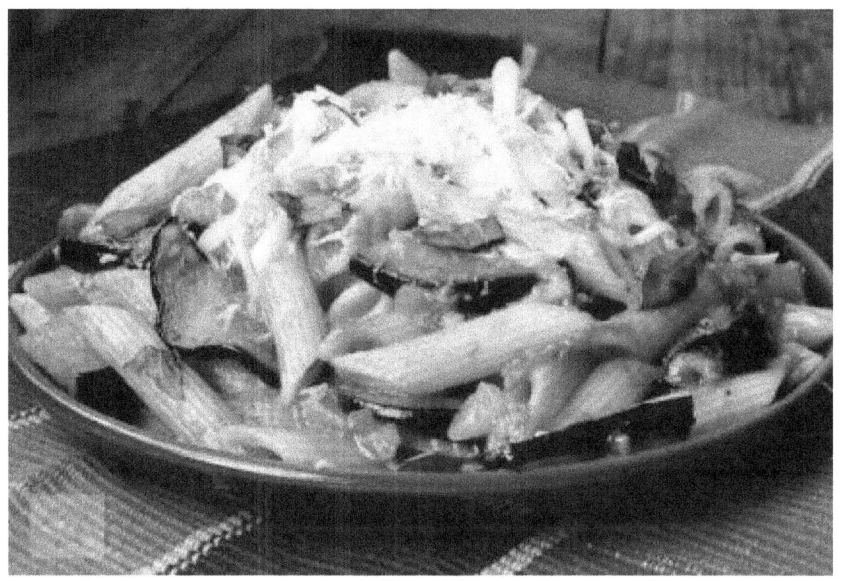

SKŁADNIKI

- 1 bakłażan, drobno pokrojony i poćwiartowany
- 1 1/2 łyżki soli
- 4 łyżki oliwy z oliwek z pierwszego tłoczenia
- 1 szklanka sosu pomidorowego
- 150 g Makaron Penne Loprofin
- 1/3 szklanki sera niskobiałkowego
- 5 listków świeżej bazylii

a) Bakłażana podsmażamy na oliwie w 2 partiach, aż będzie miękki i złocisty. Odłóż na bok i trzymaj w cieple.

b) Do rondelka wlać sos pomidorowy i podgrzać.

c) W międzyczasie ugotuj Loprofin Penne zgodnie z instrukcją na opakowaniu, odcedź i zachowaj część wody z gotowania.

d) Do podgrzanego sosu pomidorowego dodać makaron. Jeśli makaron jest trochę lepki, należy go poluzować dodając wodę z gotowania.

e) Przełożyć na półmisek, polać pozostałym sosem i położyć na wierzchu bakłażana . Na wierzch posiekaj bazylię i posyp serem niskobiałkowym.

68. GAZPACHO

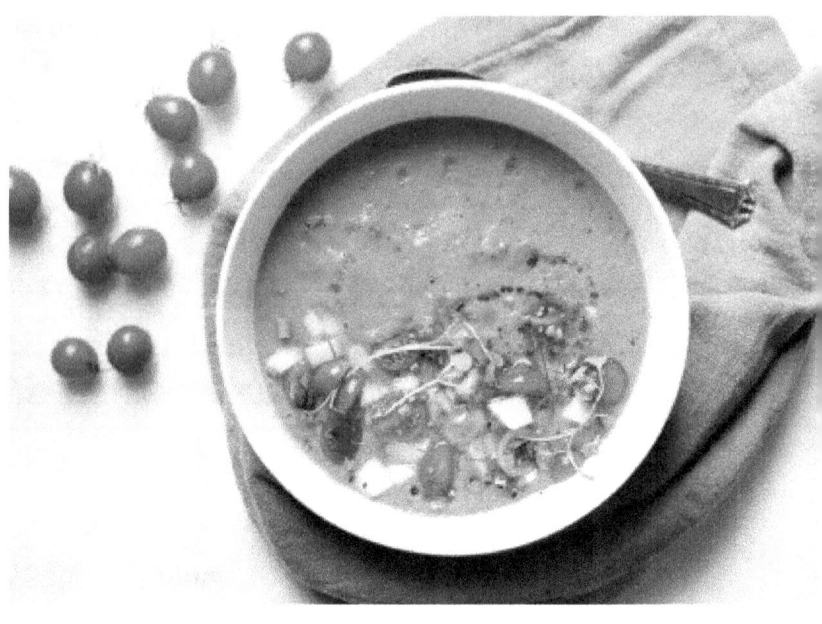

SKŁADNIKI

- ½ ogórka, pozbawionego pestek i obranego
- 400 g posiekanych pomidorów
- 1 Czerwona papryka, pozbawiona nasion i posiekana
- 2 ząbki czosnku, obrane i rozgniecione
- 1 łyżeczka kminku w proszku
- 2 łyżki octu
- 40g Chleb niskobiałkowy namoczony w wodzie

a) Dodaj wszystkie składniki do blendera i zmiksuj na gładką masę.

b) Schłodzić przez 20 minut i podawać.

69. DUSZONA CZERWONA KAPUSTA

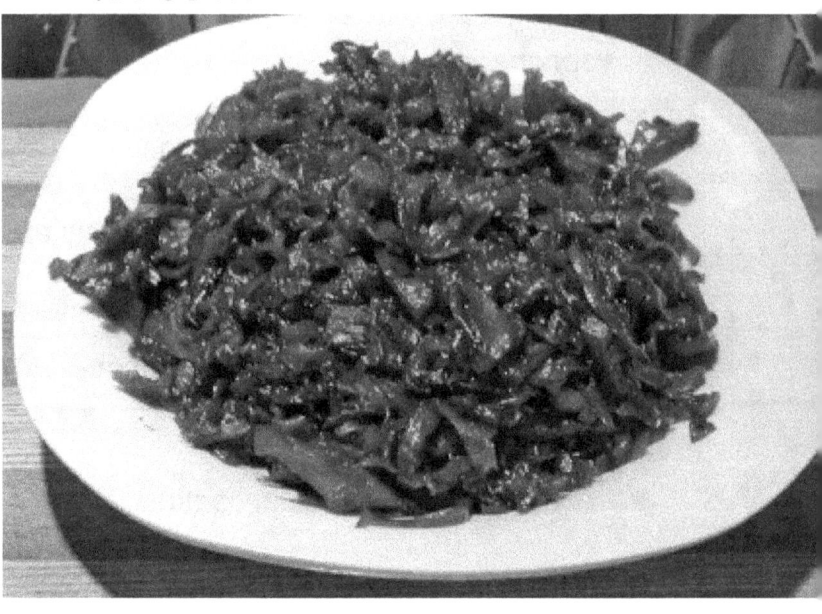

SKŁADNIKI

- 40 g masła
- 40 g brązowego cukru
- ½ czerwonej kapusty, drobno pokrojonej
- 200 g bulionu warzywnego
- 3 łyżki octu jabłkowego
- ½ łyżeczki cynamonu
- 2 jabłka, obrane, wydrążone i pokrojone w kostkę

a) Masło i cukier umieścić w rondlu, postawić na średnim ogniu i mieszać, aż masło się roztopi, a cukier się rozpuści.

b) Dodać kapustę i dusić przez 5 minut.

c) Wlać bulion, ocet jabłkowy i cynamon, wymieszać i gotować 10 minut.

d) Dodać jabłka i gotować przez kolejne 15 minut, ciągle mieszając, aż bulion się zredukuje.

70. FRANCUSKA ZUPA CEBULOWA

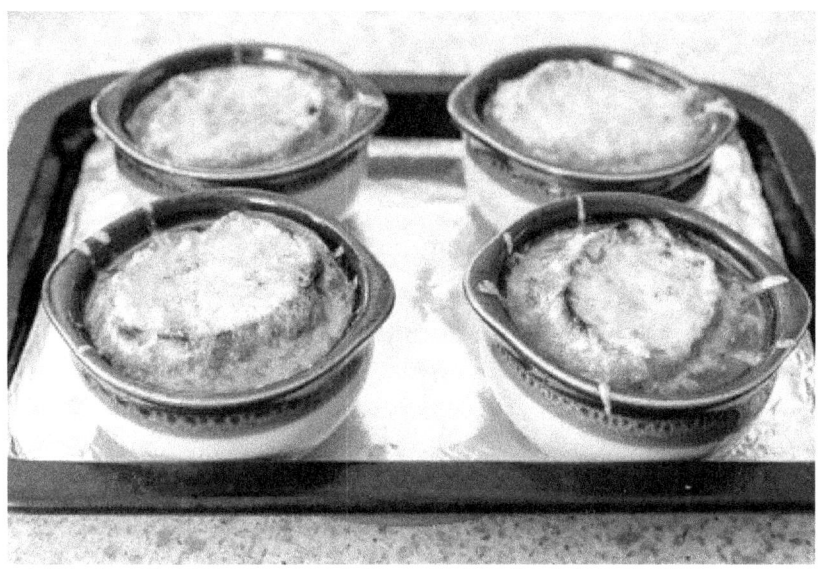

SKŁADNIKI

- 30 g masła
- 20 ml oleju
- 3 Cebule, obrane i drobno pokrojone
- 2 łyżki ciemnego brązowego cukru
- 500 ml bulionu warzywnego
- Bagietka niskobiałkowa na 4 plastry
- 40g aromatu dojrzałego cheddara

a) Rozgrzej masło i olej na dużej patelni na średnim ogniu.

b) Dodać cebulę i smażyć około 10 minut, aż zmięknie.

c) Do cebuli dodaj cukier i mieszaj przez około 5-10 minut, aż cebula stanie się ciemnobrązowa. Spowoduje to karmelizację cebuli.

d) Dodaj bulion warzywny i gotuj przez 15-20 minut.

e) Zupę wlać do naczynia żaroodpornego i ułożyć na wierzchu plastry bagietki tak, aby je przykryły. Posyp serem

f) Umieścić pod grillem na dużym ogniu, aż ser się roztopi.

DRÓB

71. Kurczak z salsą awokado-pomarańczową

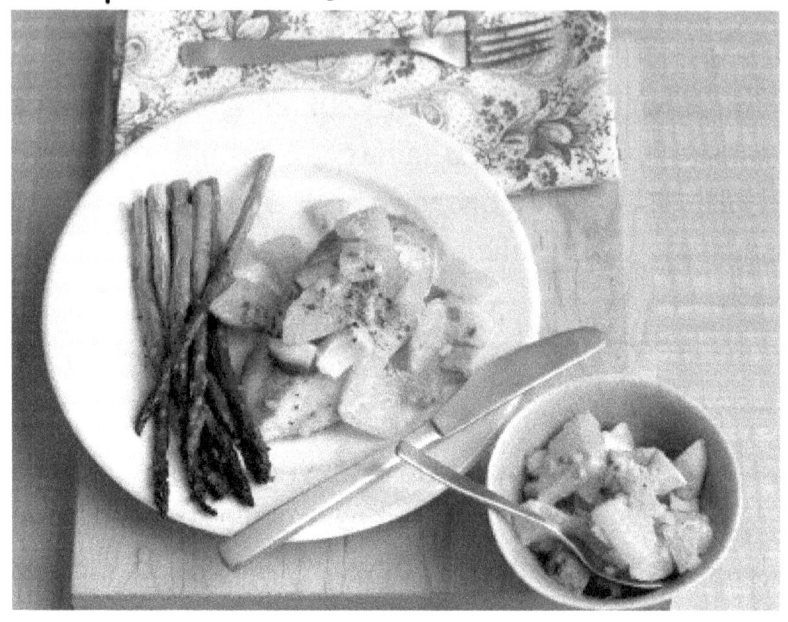

SKŁADNIKI

- 4 połówki piersi kurczaka bez kości i skóry (1½ funta)
- 4 szklanki wody
- ½ łyżeczka + 1/8 łyżeczki soli
- 1 szklanka mandarynek zalanych wodą lub własnym sokiem
- 4 rzodkiewki pokrojone w cienkie plasterki
- ¼ szklanka posiekanej świeżej bazylii + dodatkowo do dekoracji

a) W dużym rondlu wymieszaj kurczaka, wodę i ½ łyżeczki soli. Przykryć i doprowadzić do delikatnego wrzenia na dużym ogniu. Zmniejsz ogień i gotuj na wolnym ogniu przez 15 minut lub do momentu, gdy termometr umieszczony w najgrubszej części wskaże 165°F.

b) Kawałki mandarynki włóż do miski. Dodaj awokado, rzodkiewki, bazylię i pozostałą 1/8 łyżeczki soli. Delikatnie wrzucić do wymieszania.

c) Odcedź piersi z kurczaka, wylewając płyn. Pozostawić do ostygnięcia na 5 minut, następnie pokroić w poprzek na plasterki o grubości ½ cala. Rozłóż pomarańczową mieszaninę na 4 talerze i na każdym dodaj jedną czwartą plasterków kurczaka, skrop kurczaka sokiem z pomarańczowej mieszanki. Udekoruj listkami bazylii, jeśli używasz.

72. Smażony kurczak i warzywa

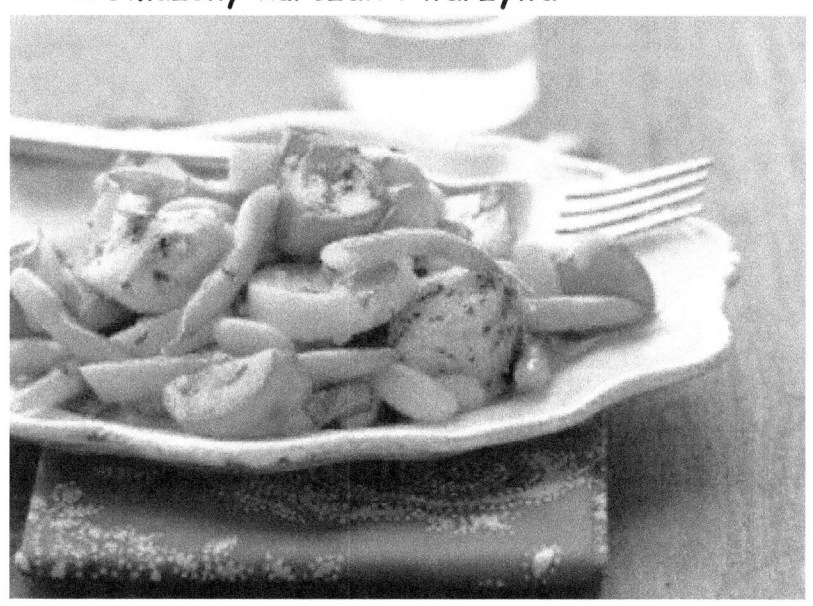

SKŁADNIKI

- 1 jajko
- 1 łyżka wody
- ¼ szklanki mielonego siemienia lnianego
- ¼ szklanki mąki uniwersalnej
- ½ łyżeczki soli
- 4 piersi z kurczaka bez kości i skóry
- 1 cebula, pokrojona w ½-calowe kliny
- 1 cukinia przekrojona wzdłuż na pół i pokrojona w plasterki
- 2 szklanki pomidorów winogronowych, przekrojonych na pół
- 1 łyżeczka suszonej bazylii
- 2 szklanki ugotowanego kuskusu pełnoziarnistego

a) Umieść jajko i wodę w płytkim naczyniu i wymieszaj, aż składniki się połączą. Połącz siemię lniane, mąkę i sól w innym płytkim naczyniu. Zanurzaj kurczaka w mieszance jaj, a następnie w mieszance siemienia lnianego. Połóż kurczaka na przygotowanym arkuszu. Piec, obracając raz, przez 15 minut lub do momentu, gdy termometr umieszczony w środku osiągnie temperaturę 160°F.

b) W międzyczasie posmaruj dużą patelnię z powłoką nieprzywierającą sprayem do gotowania i rozgrzej olej na średnim ogniu. Dodaj cebulę i cukinię i smaż, mieszając, przez 5 minut lub do momentu, aż dobrze się zarumienią. Dodaj pomidory i bazylię i gotuj przez 3 minuty lub do miękkości. Zdjąć z ognia. Wyciśnij cytrynę na mieszaninę pomidorów i wymieszaj, aby nią pokryć.

73. Pomarańczowy kurczak i brokuły

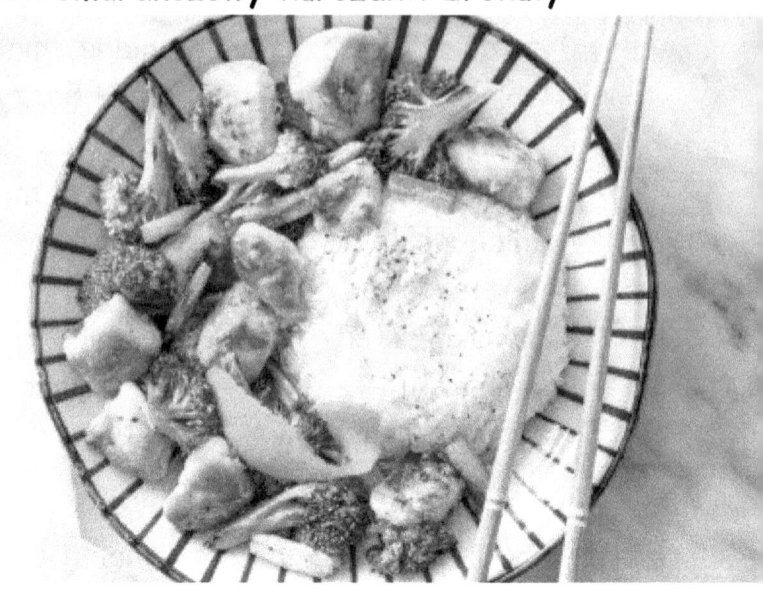

SKŁADNIKI

- 2 pęczki brokułów
- ½ szklanki soku pomarańczowego
- 2 łyżki sosu sojowego o obniżonej zawartości sodu
- 2 łyżeczki skrobi kukurydzianej
- 2 łyżki marmolady pomarańczowej
- 1¼ funta polędwiczek z kurczaka
- 3 szalotki, pokrojone w plasterki
- 3 duże ząbki czosnku, posiekane
- 1 łyżka posiekanego świeżego imbiru
- Szczypta płatków czerwonej papryki
- 1/3 szklanki bulionu z kurczaka o obniżonej zawartości sodu
- 1 czerwona papryka, pokrojona w cienkie plasterki

a) Połącz sok pomarańczowy, sos sojowy, skrobię kukurydzianą i marmoladę pomarańczową w małej misce. Mieszaj, aż się zmiesza.

b) rozgrzej olej na średnim ogniu. Dodaj kurczaka i smaż, często mieszając, przez 2 do 3 minut lub do momentu, aż będzie ugotowany. Dodaj szalotkę, czosnek, imbir i płatki czerwonej papryki i wymieszaj, aby połączyć.

c) Dodaj bulion i brokuły do mieszanki w woku i zmniejsz ogień do średniego. Przykryj i gotuj przez 2 minuty. Wymieszaj sos i dodaj do woka wraz z kurczakiem. Gotuj, ciągle mieszając, przez 1 do 2 minut.

74. Kurczak po syczuańsku i ryż

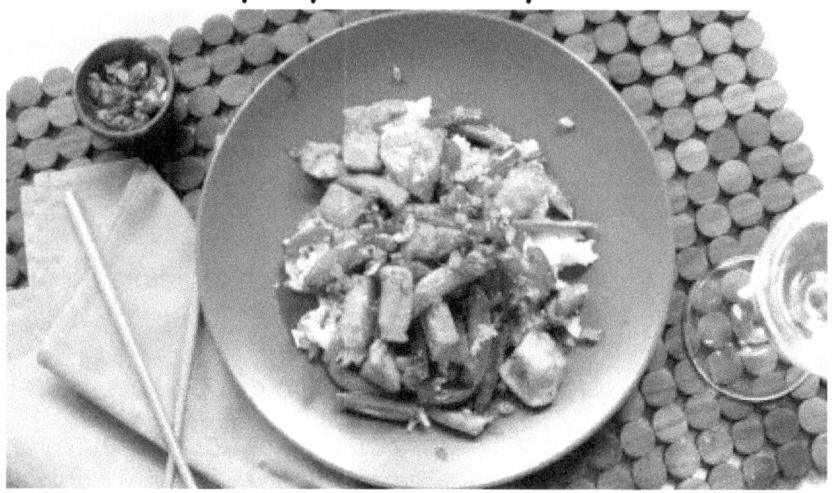

SKŁADNIKI

- 1 łyżeczka mielonego czosnku
- 1 łyżeczka startego świeżego imbiru
- ½ łyżeczki przyprawy cytrynowo-pieprzowej
- ½ łyżeczki zmielonych nasion kopru włoskiego
- Szczypta zmielonych goździków
- 1 funtowe przetwory z kurczaka
- 12 uncji bok choy
- ¼ szklanki bulionu z kurczaka
- 1 łyżka sosu sojowego o obniżonej zawartości sodu
- 2 2/3 szklanki ugotowanego brązowego ryżu

a) Połącz czosnek, imbir, przyprawę cytrynowo-pieprzową, nasiona kopru włoskiego i goździki w dużej misce. Dodaj kurczaka.

b) Dodaj olej do patelni i obracaj, aby pokryć patelnię. Umieść kawałki kurczaka na patelni, tak aby były oddzielone. Gotuj przez 1 do 2 minut lub do momentu, aż kurczak zacznie się rumienić na dnie. Odwróć i smaż jeszcze 1 minutę, aż się zrumieni.

c) Zmniejsz ogień do średniego. Dodaj bok choy. Gotuj, mieszając, przez około 2 minuty lub do momentu, aż liście bok choy więdną. Dodać bulion i sos sojowy. Doprowadź prawie do wrzenia. Zmniejsz ogień i gotuj przez 2 minuty .

75. Kurczak z Gruszkami i Orzechami Włoskimi

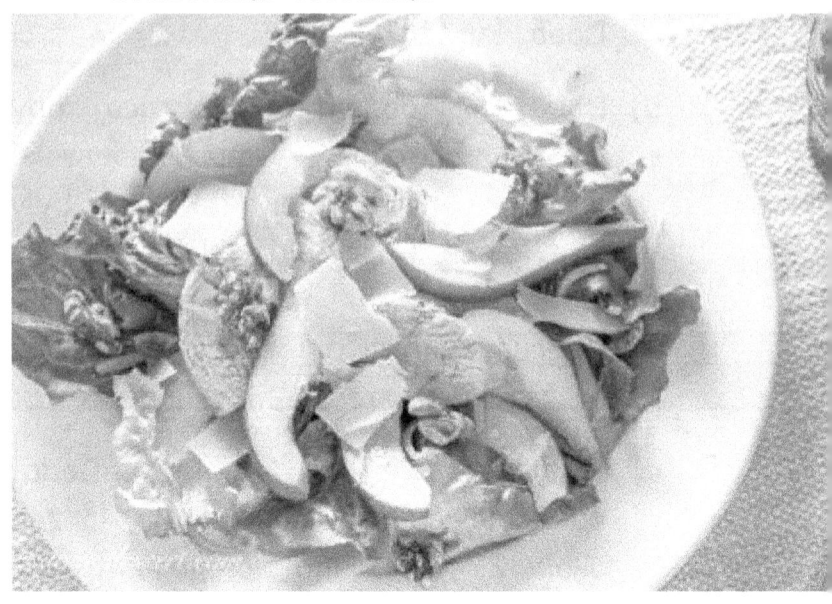

SKŁADNIKI

- 2 łyżki mąki uniwersalnej
- ½ łyżeczki soli
- ¼ łyżeczki świeżo zmielonego czarnego pieprzu
- 2 duże piersi z kurczaka bez kości i skóry
- 2 łyżki oleju rzepakowego
- 1 duża cebula, pokrojona w krążki
- 2 średnie gruszki przekrojone na pół, pozbawione gniazd nasiennych i pokrojone w plasterki
- 1 torebka (6 uncji) szpinaku dziecięcego
- ½ szklanki cydru jabłkowego lub soku jabłkowego
- 1 ½ łyżeczki świeżych liści tymianku
- ½ szklanki pokruszonego sera pleśniowego o obniżonej zawartości tłuszczu

a) W płytkim naczyniu połącz mąkę, sól i pieprz. Obtocz kurczaka w mieszance i odłóż na bok.

b) Rozgrzej 1 łyżkę oleju na dużej patelni z powłoką nieprzywierającą na średnim ogniu. Dodaj cebulę i smaż przez 5 minut lub do momentu, aż lekko się zrumieni. Dodaj gruszki i smaż przez 3 minuty lub do momentu, aż lekko się zarumienią. Dodaj szpinak i gotuj przez 1 minutę lub do momentu, aż zwiędnie. Umieść mieszaninę na talerzu do serwowania.

c) Smaż kurczaka, obracając raz, przez 6 do 8 minut lub do momentu, aż się zrumieni. Dodaj cydr i tymianek i zagotuj.

d) Połóż kurczaka na mieszance szpinaku, skrop mieszanką cydru, posyp serem i orzechami włoskimi.

76. Meksykański kurczak z pestkami dyni

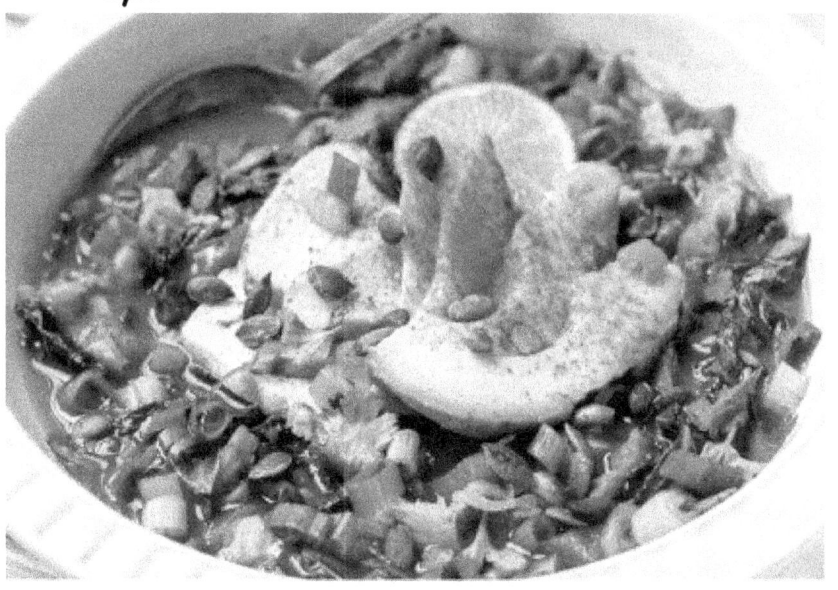

SKŁADNIKI

- 2 łyżeczki oleju rzepakowego
- ½ cebuli, posiekanej
- ½ czerwonej papryki, posiekanej
- 1 łyżeczka mielonego kminku
- 1 łyżeczka posiekanego świeżego oregano
- ¼ łyżeczki soli
- 1 łyżka mąki
- ¼ łyżeczki świeżo zmielonego czarnego pieprzu
- 1 szklanka bulionu z kurczaka o obniżonej zawartości sodu
- 1 funtowe przetwory z kurczaka
- 3 szklanki ugotowanego dzikiego ryżu Świeża kolendra do dekoracji (opcjonalnie)

a) Rozgrzej olej na dużej patelni z powłoką nieprzywierającą na średnim ogniu. Dodać cebulę, paprykę, kminek, oregano i sól. Mieszaj, aby wymieszać. Przykryj i gotuj na średnim ogniu, od czasu do czasu mieszając, przez 3 minuty lub do momentu, aż warzywa zmiękną.

b) Dodać mąkę i czarny pieprz. Mieszaj, aby mąka dokładnie pokryła warzywa. Dodaj bulion i gotuj, ciągle mieszając, przez 2 minuty lub do momentu, aż zgęstnieje. Dodaj kurczaka. Przykryj i gotuj na wolnym ogniu przez 10 minut lub do momentu, aż kurczak będzie ugotowany. Dodać pestki dyni i wymieszać z sosem.

77. Pieczony kurczak cytrynowy

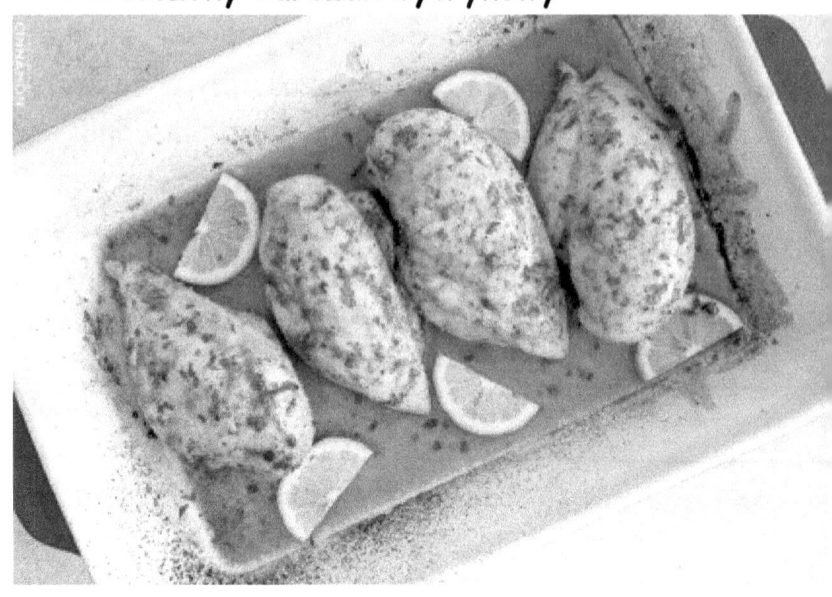

SKŁADNIKI

- 1 łyżka oliwy z oliwek extra virgin
- Tarta skórka i sok z 1 cytryny
- 1 łyżka posiekanego czosnku
- 1 łyżeczka suszonego oregano
- ¼ łyżeczki soli
- 3/4 łyżeczki mielonego czarnego pieprzu
- 3/4 łyżeczki papryki
- 4 udka lub udka z kurczaka bez skóry,
- 1 średnia czerwona papryka
- 1 średnia pomarańczowa papryka
- 2 średnie ziemniaki Yukon Gold
- 1 średnia czerwona cebula, pokrojona na 8 krążków
- Posiekana świeża mięta lub pietruszka

a) Dodać oliwę, skórkę z cytryny, sok z cytryny, czosnek, oregano, sól, czarny pieprz i paprykę.

b) Połóż kurczaka po jednej stronie patelni, a paprykę, ziemniaki i cebulę po drugiej. Wymieszaj, aby posypać przyprawami.

c) Piecz przez 20 minut. Obróć kurczaka i wymieszaj warzywa. Piecz przez kolejne 20 do 25 minut

d) Ułóż kurczaka i warzywa na talerzach i połóż 10 oliwek na każdej porcji. Garnirunek

78. Kurczak w parmezanie

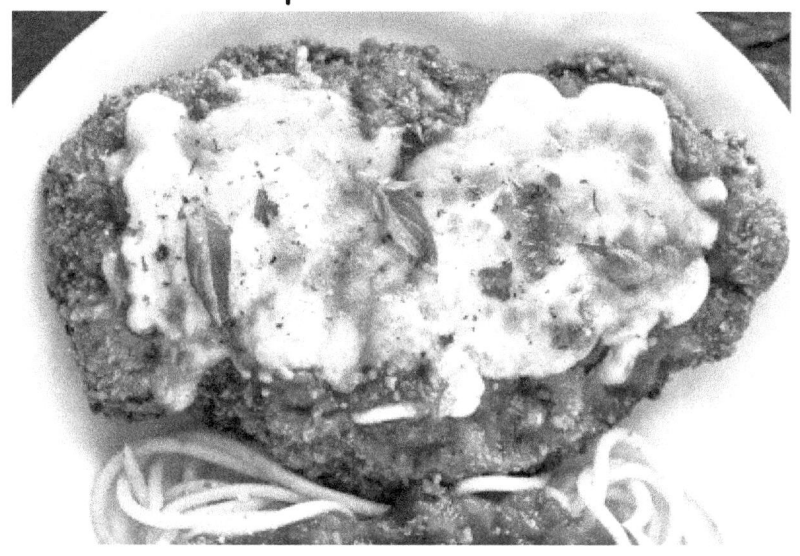

SKŁADNIKI

- 1 jajko
- 1 łyżka wody
- ¼ szklanki bułki tartej pełnoziarnistej
- ½ łyżeczki przyprawy włoskiej
- 4 kotlety z kurczaka (około 3 uncje każdy)
- 2 szklanki przygotowanego sosu marinara
- ¼ szklanki częściowo odtłuszczonego sera mozzarella

a) Rozgrzej piekarnik do 425°F. Posmaruj blachę do pieczenia sprayem kuchennym.

b) W płytkim naczyniu roztrzep jajko z wodą. Połącz orzeszki piniowe, bułkę tartą i przyprawy w innym płytkim naczyniu. Zanurz kurczaka w jajku, a następnie w mieszance orzechów. Połóż kurczaka na przygotowanej blasze do pieczenia.

c) Piec przez 10 minut. Obróć kurczaka na drugą stronę i połóż na nim $\frac{1}{2}$ szklanki sosu marinara i trochę sera. Piec przez 5 do 10 minut dłużej lub do momentu, aż ser się roztopi, a kurczak będzie ugotowany.

79. Rolada z Nadziewanego Kurczaka

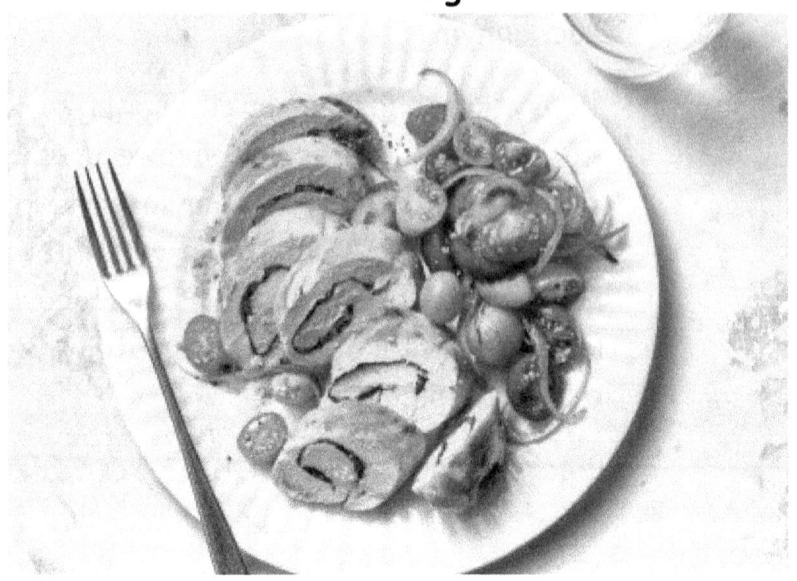

SKŁADNIKI

- 4 uncje wieloziarnistego spaghetti, ugotowanego
- ¼ szklanki drobno posiekanej cebuli
- 1 ząbek czosnku, posiekany
- ¼ łyżeczki płatków czerwonej papryki
- 2 łyżeczki oliwy z oliwek
- ¼ szklanki startego
- parmezan
- 1 opakowanie mrożonego posiekanego szpinaku
- 4 kotlety z piersi kurczaka, rozbite
- 2 łyżki posiekanych suszonych pomidorów
- ½ szklanki bulionu z kurczaka o niskiej zawartości sodu

a) Podsmaż cebulę, czosnek i płatki papryki na 1 łyżeczce oleju przez 30 sekund. Połącz mieszaninę cebuli, parmezanu i szpinaku w małej misce.

b) Rozłóż równe ilości mieszanki pomidorów i szpinaku na kotletach. Ostrożnie zwiń każdy kotlet.

c) Wlej pozostały olej na patelnię i postaw na średnim ogniu. Dodać kurczaka i smażyć około 10 minut. Dodaj bulion. Przykryj i gotuj na małym ogniu przez około 7 minut.

d) Pozostałe soki gotuj na patelni przez około 5 minut lub do momentu, aż zredukują się o połowę. Wrzuć makaron i orzechy do soku z patelni.

80. Ostre chilli z indyka

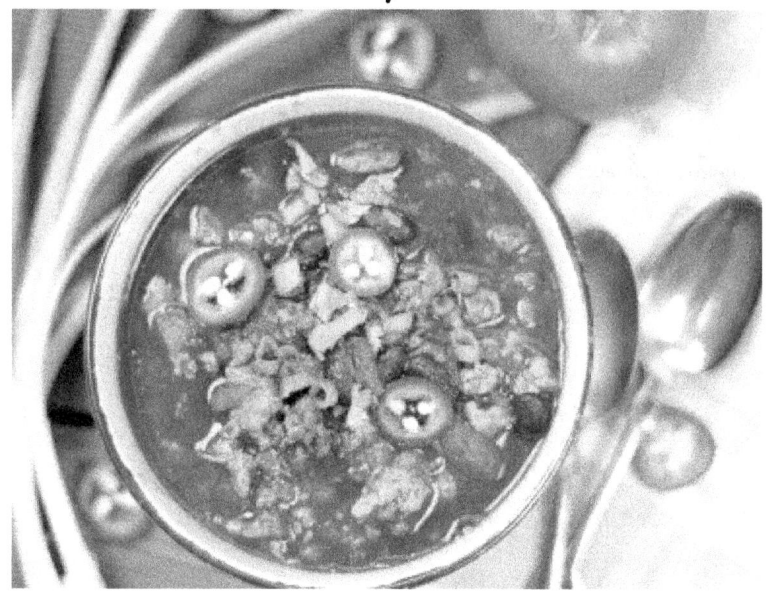

SKŁADNIKI

- 2 funty chudej, mielonej piersi z indyka
- 1 duża cebula, posiekana
- 2 czerwone lub żółte papryki, posiekane
- 4 duże ząbki czosnku, posiekane
- 3 łyżki koncentratu pomidorowego
- 2 łyżki chili w proszku
- 1 łyżka mielonego kminku
- 1 łyżeczka suszonego oregano
- 1 łyżeczka soli
- 1 duży słodki ziemniak
- 1 puszka (28 uncji) pokrojonych w kostkę pomidorów
- 1 puszka (14 uncji) bulionu z kurczaka
- 2 puszki mieszanej fasoli
- 1 cukinia, posiekana

a) Smaż indyka, cebulę i paprykę, często mieszając, przez 8 minut. Dodać czosnek, koncentrat pomidorowy, chili w proszku, kminek, oregano i sól. Gotuj, ciągle mieszając, przez 1 minutę.

b) Dodaj słodkie ziemniaki, pokrojone w kostkę pomidory, bulion z kurczaka i papryczkę chili, jeśli używasz. Doprowadzić do wrzenia.

c) Wymieszaj fasolę i cukinię. Wróć do sima. Przykryj i gotuj na wolnym ogniu przez 30 minut, od czasu do czasu mieszając, lub do momentu, aż smaki dobrze się wymieszają, a warzywa będą miękkie.

RYBY I OWOCE OWOCA

81. Łosoś Z Groszkiem Śnieżnym

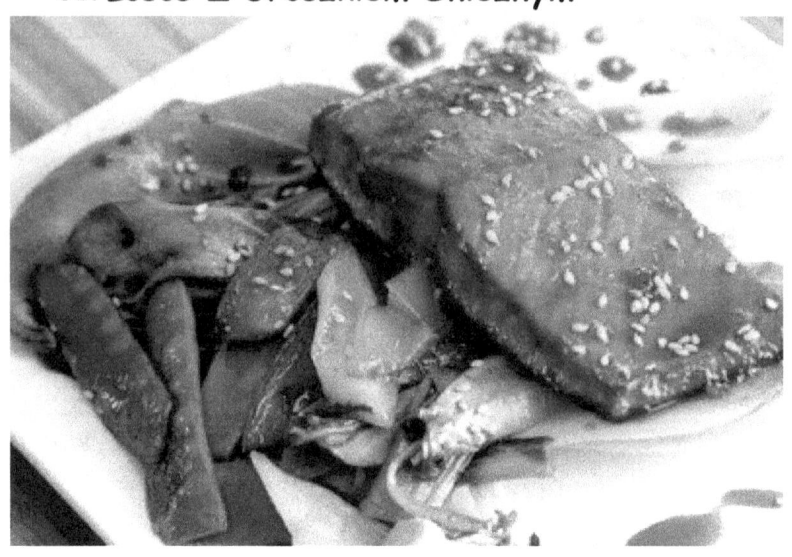

SKŁADNIKI

- 4 filety z łososia bez skóry
- 1 łyżeczka startego świeżego imbiru
- 1 ząbek czosnku, posiekany
- 1 łyżka świeżo wyciśniętego soku z limonki
- 2 łyżeczki sosu sojowego o obniżonej zawartości sodu
- 1 łyżeczka oleju z prażonego sezamu
- 2 szalotki, pokrojone w cienkie plasterki
- 1 funt groszku śnieżnego, przyciętego

a) Filety natrzeć imbirem i czosnkiem. Posmaruj koszyk do gotowania na parze sprayem do gotowania i ułóż w nim filety.

b) Zagotuj 2 cale wody w rondlu. Włóż koszyk do gotowania na parze do rondla i przykryj. Gotuj przez 8 minut.

c) W międzyczasie w małej misce wymieszaj sok z limonki, sos sojowy, olej sezamowy i szalotkę. Odłożyć na bok.

d) Gdy łosoś będzie gotowany przez 8 minut, połóż na nim groszek śnieżny i przykryj. Gotuj jeszcze przez około 4 minuty lub do momentu, aż łosoś będzie nieprzezroczysty, a groszek śnieżny chrupiący.

e) Na 4 talerzach ułóż groszek śnieżny, połóż na nim łososia, połóż na każdej porcji jedną czwartą oliwek i skrop zarezerwowanym sosem.

82. Sola Nadziewana Cukinią

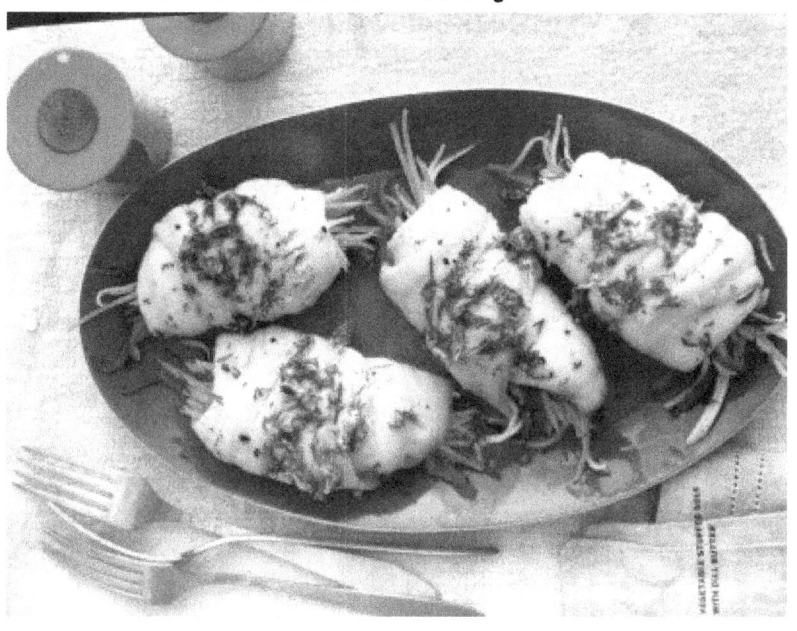

SKŁADNIKI

- 2 łyżeczki oliwy z oliwek z pierwszego tłoczenia
- 1 szklanka pokrojonej w cienkie plasterki cukinii
- 1 ząbek czosnku, posiekany
- 1 łyżeczka soli i pieprzu
- 1 funt filetów z soli
- $\frac{1}{4}$ szklanki wytrawnego białego wina lub
- 2 łyżki bulionu warzywnego
- 1 łyżka masła
- $\frac{1}{2}$ łyżeczki skórki i soku z cytryny
- 1 łyżeczka drobno posiekanej świeżej natki pietruszki

a) Do oliwy dodać cukinię i czosnek . Mieszaj stale przez 2 do 3 minut . doprawić solą i pieprzem.

b) Połóż każdy filet na płaskiej powierzchni i równomiernie rozprowadź ¼ mieszanki dyni na wierzchu, pozostawiając ½" marginesu na obu końcach. Zwiń filet w rulon i zabezpiecz drewnianym wykałaczką.

c) Na patelnię wlej pozostałą łyżeczkę oleju i postaw na średnim ogniu. Dodaj bułki rybne, łączeniem do góry. Gotuj przez 2 minuty. Dodać wino lub sok z cytryny i bulion. Zmniejsz ogień do średniego, przykryj i gotuj jeszcze 5 minut lub do momentu, aż ryba będzie łatwo łuskać się widelcem.

83. Pieczona Flądra Z Karczochami

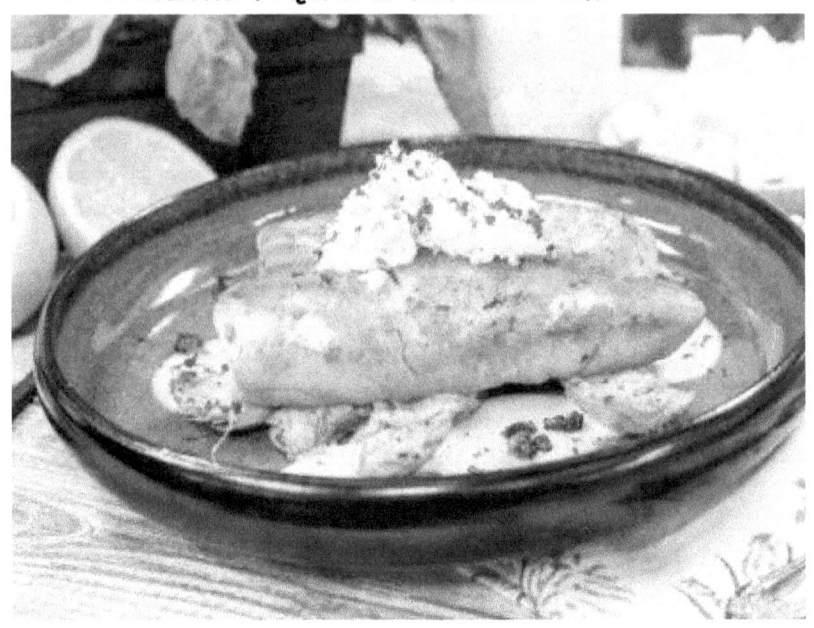

SKŁADNIKI

- 2 duże czerwone cebule, pokrojone w $\frac{1}{4}$-calowe kliny
- 1 opakowanie serc karczochów
- 1 szklanka małych pomidorków koktajlowych lub winogronowych
- 2 łyżki posiekanej natki pietruszki
- 1 łyżeczka świeżo startej skórki pomarańczowej
- 1 ząbek czosnku, posiekany
- 4 filety z flądry bez skóry

a) Połącz cebulę i olej w naczyniu do pieczenia o wymiarach 13 x 9 cali. Wymieszaj, a następnie rozprowadź równą warstwą.

b) Piec cebulę przez około 35 minut lub do momentu, aż będzie bardzo miękka. Wyjmij z piekarnika i wymieszaj z karczochami i pomidorami.

c) W małej misce wymieszaj natkę pietruszki, skórkę pomarańczową i czosnek. Odłożyć na bok.

d) Zwiększ temperaturę piekarnika do 450°F. Warzywa przesuń na jedną stronę naczynia, dodaj flądrę, równomiernie ją układając na patelni. Połóż warzywa na rybie i posyp mieszanką pietruszki.

e) Włóż naczynie do pieczenia z powrotem do piekarnika i piecz, aż ryba będzie łatwo łuskana widelcem

84. Pieczony dorsz z koprem włoskim

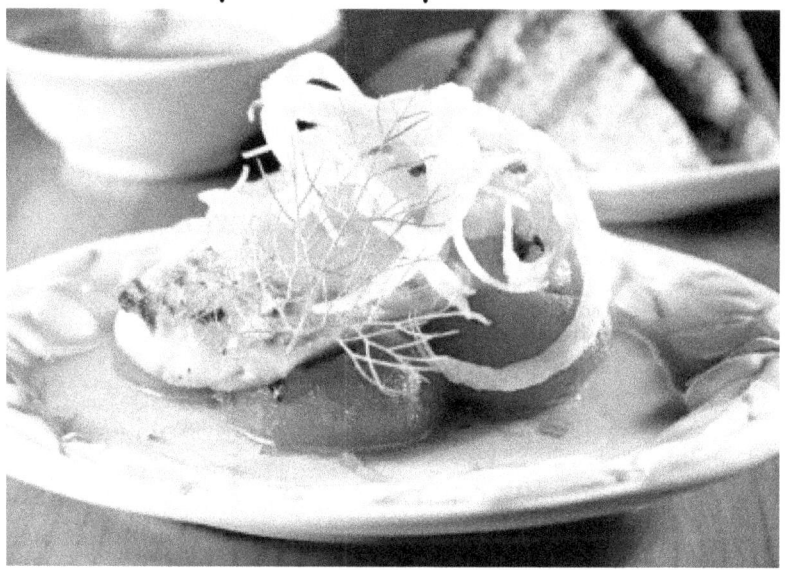

SKŁADNIKI

- 1,5 funta filetów z dorsza, pokrojonych na 4 porcje
- 2 pęczki kopru włoskiego (3/4 funta), przycięte, przekrojone na pół i bardzo cienkie plasterki w poprzek
- 2 łyżki posiekanych liści kopru włoskiego
- 1/3 szklanki oliwek kalamata bez pestek, przekrojonych na połówki
- 1 szklanka całych świeżych liści pietruszki, z usuniętymi łodygami
- 1 ½ łyżeczki soku z cytryny
- 1 ½ łyżeczki oliwy z oliwek
- 1/8 łyżeczki soli

a) Rozgrzej piekarnik do 400°F. Posmaruj patelnię żaroodporną sprayem kuchennym.

b) Na każdy filet nałóż 1 łyżkę pesto. Ułożyć na przygotowanej patelni zachowując odstępy pomiędzy nimi. Piec przez 9 minut lub do momentu, gdy ryba będzie łatwo się łuszczyć. Wyjmij z piekarnika.

c) W międzyczasie w dużej misce połącz pokrojony koper włoski i liście, oliwki, pietruszkę, sok z cytryny, oliwę i sól. Wrzuć dwie mieszanki.

d) Rozłóż sałatkę na 4 talerze i na każdym ułóż rybę.

85. Tilapia na parze z pesto

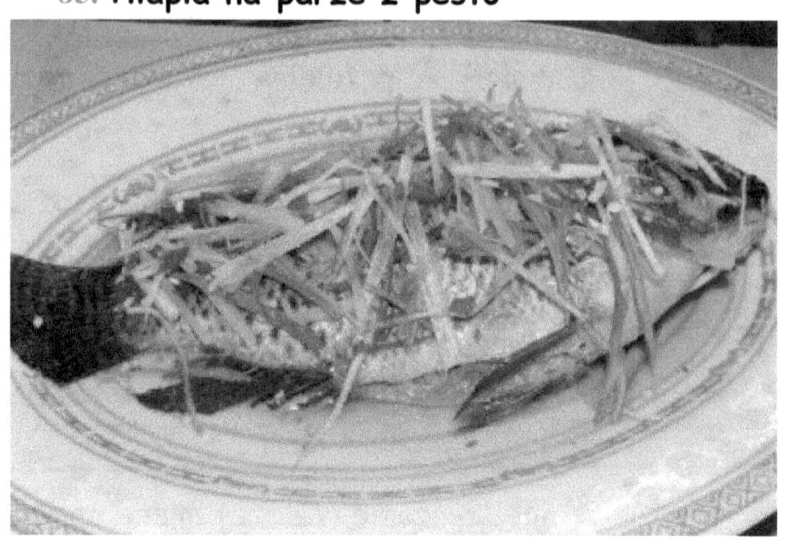

SKŁADNIKI

- 6 szklanek szpinaku baby
- 1 czerwona papryka, pokrojona w cienkie plasterki
- 4 filety z tilapii
- ½ łyżeczki soli
- ¼ łyżeczki świeżo zmielonego czarnego pieprzu

a) Rozgrzej piekarnik do 450°F. Posmaruj jedną stronę czterech arkuszy folii o wymiarach 12" x 20" sprayem kuchennym.

b) Górna połowa każdego arkusza folii z $\frac{1}{2}$ szklanki szpinaku, jedną czwartą papryki i 1 filetem z tilapii. Posypać solą i czarnym pieprzem. Złóż drugą połowę każdego arkusza folii na nadzienie i zaciśnij krawędzie, aby uzyskać szczelne zamknięcie.

c) Ułóż paczki na dużej blasze do pieczenia. Piec przez 10 do 12 minut lub do momentu, aż pakiety się napęczniają. Przenieś każdą paczkę na talerz do serwowania. Ostrożnie natnij górę każdego z nich, aby umożliwić ujście pary. Po minucie zdejmij folię, aby odsłonić rybę. Sprawdź, czy ryba łatwo się łuszczy, sprawdzając widelcem.

d) Przed podaniem każdą porcję posmaruj 1 łyżką pesto.

86. Krewetki czosnkowe

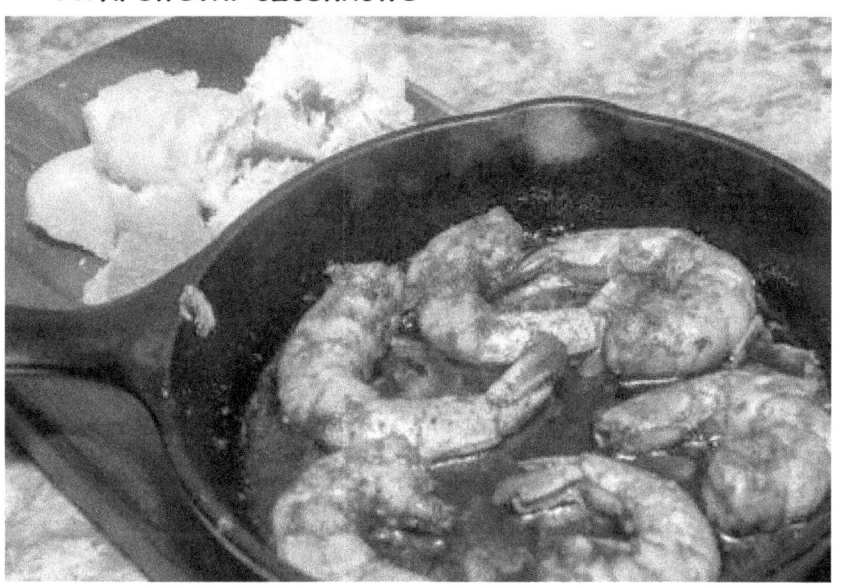

SKŁADNIKI

- 2 czerwone papryki, pokrojone w cienkie paski
- ½ ogórka bez pestek
- ¼ łyżeczki soli
- 4 duże ząbki czosnku, posiekane
- 1 funt obranych i oczyszczonych krewetek
- 1 łyżka wędzonej papryki
- ½ łyżeczki świeżo zmielonego czarnego pieprzu
- 2 łyżki soku z cytryny

a) Dodaj paprykę do oliwy , przykryj i smaż, często mieszając, przez około 5 minut lub do miękkości. Dodaj ogórek i 1/8 łyżeczki soli, przykryj i gotuj, często mieszając, przez 3 minuty lub do momentu, aż będzie miękki i przezroczysty. Przełóż warzywa do naczynia, w którym będziesz serwować danie. Przykryj, aby utrzymać ciepło.

b) Połącz czosnek i pozostałe 3 łyżki oleju na tej samej patelni, na średnim ogniu. Gotuj, mieszając, przez około 1 minutę lub do momentu, aż zacznie pachnieć.

c) Wymieszaj krewetki i posyp papryką, czarnym pieprzem i pozostałą 1/8 łyżeczki soli. Gotuj, często mieszając, przez 5 do 7 minut .

d) Dodaj sherry, jeśli używasz, i sok z cytryny. Gotuj, mieszając, przez 1 minutę lub do momentu, aż sos na patelni zacznie bulgotać i zgęstnieje. Podawaj krewetki na warzywach.

87. Przegrzebki po jamajsku

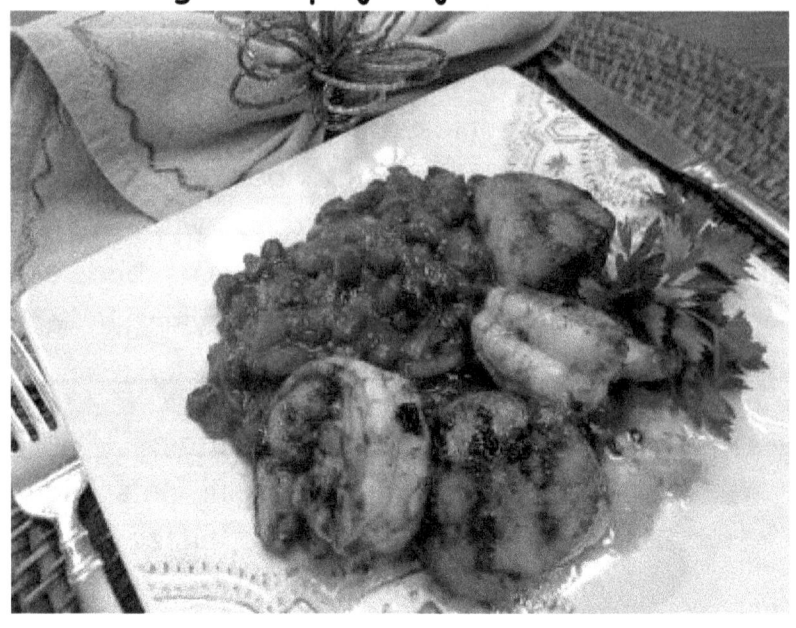

SKŁADNIKI

- 16 przegrzebków morskich
- 1 łyżeczka przyprawy karaibskiej
- 1 puszka czarnej fasoli bez dodatku soli
- 1 pomidor
- 1 mango, obrane i pokrojone w kostkę
- ½ czerwonej cebuli, drobno posiekanej
- 1 mała papryczka jalapeño
- 2 łyżki soku z limonki
- 2 łyżki oleju rzepakowego
- 1 łyżka posiekanej kolendry
- ¼ łyżeczki mielonego kminku
- 1/8 łyżeczki soli i czarnego pieprzu
- 4 kawałki limonki

a) Połącz fasolę, pomidor, paprykę, mango, cebulę, papryczkę jalapeño, sok z limonki, 1 łyżkę oleju rzepakowego, kolendrę, kminek, sól i pieprz do smaku w średniej misce, dobrze wymieszaj. Łatwe mieszanie smaków.

b) W międzyczasie rozgrzej patelnię na średnim ogniu. Dodaj pozostałą łyżkę oleju i podgrzewaj przez 1 minutę. Dodaj przegrzebki na patelnię. Smaż przez 1 do 2 minut z każdej strony, aż będą dobrze rumiane na całej powierzchni i nieprzezroczyste w środku. Wyjąć na talerz.

88. Cytrynowe Linguine z Przegrzebkami

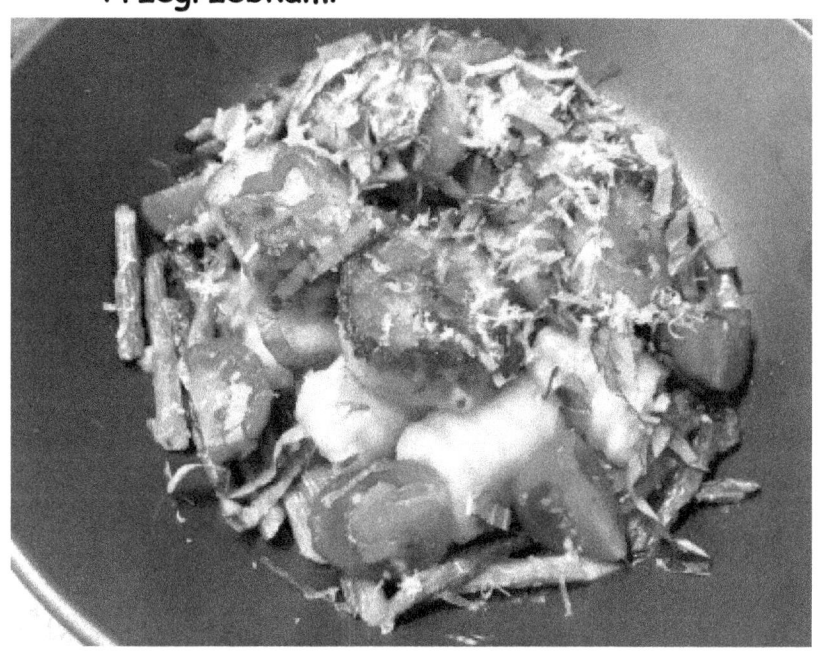

SKŁADNIKI

- 1 pęczek szparagów
- 8 uncji wieloziarnistego linguine
- 16 przegrzebków morskich
- ¼ łyżeczki soli
- 2 łyżeczki oliwy z oliwek
- 2 łyżki soku z cytryny

a) W dużym garnku zagotuj 3 litry wody. Dodaj szparagi i gotuj przez 1 minutę lub do momentu, aż będą jasnozielone i chrupiące. Wyjąć szczypcami, opłukać w zimnej wodzie i odstawić.

b) W tym samym garnku gotuj linguine przez około 10 minut lub do momentu, aż będzie al dente.

c) W międzyczasie dopraw przegrzebki pieprzem do smaku i 1/8 łyżeczki soli. Rozgrzej dużą patelnię na średnim ogniu. Dodaj olej na patelnię. Smaż przegrzebki przez 1 do 2 minut z każdej strony, aż będą dobrze rumiane i nieprzezroczyste w środku. Usuń i odłóż na bok.

d) Na tej samej patelni wymieszaj sok z cytryny, skórkę z cytryny, ¼ szklanki wody i pozostałą 1/8 łyżeczki soli.

e) Odcedź makaron i wymieszaj ze szparagami, posiekaną bazylią, orzechami włoskimi i mieszanką soku z cytryny.

WEGETARIAŃSKI

89. Smażone tofu

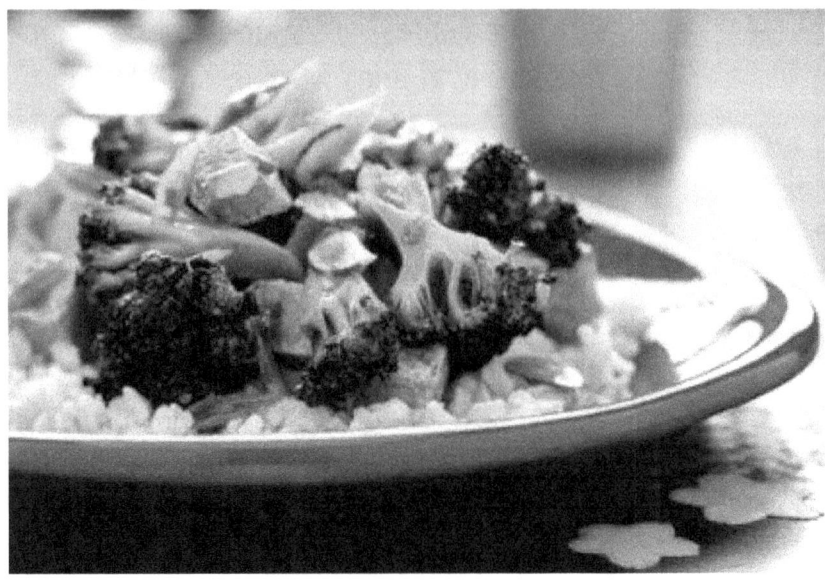

SKŁADNIKI

- 1 opakowanie (16 uncji) twardego tofu
- 4 szklanki różyczek brokułów
- 2 łyżeczki oleju sezamowego
- 2 łyżeczki oleju rzepakowego
- 1 pęczek szalotki, pokrojonej w cienkie plasterki
- 1 łyżka posiekanego czosnku
- 1 mała papryczka chili jalapeño, przekrojona na pół, pozbawiona nasion i drobno posiekana (podczas obsługi należy nosić plastikowe rękawiczki)
- 3½ łyżeczki sosu sojowego

a) Gdy tofu odpłynie, lekko gotuj brokuły na parze przez około 5 minut lub do momentu, aż będą chrupiące i miękkie. Odłożyć na bok.

b) Posmaruj wok lub dużą patelnię sprayem kuchennym. Ustawić na dużym ogniu przez 1 minutę. Dodaj 1 łyżeczkę każdego oleju. Gdy będzie gorące, dodaj tofu i smaż przez około 5 minut, ciągle mieszając, aż się zarumieni. Przełożyć do płytkiej miski.

c) Dodaj pozostałe 2 łyżeczki oleju do woka, a następnie szalotki, czosnek, pieprz i brokuły. Smażyć na średnim ogniu przez 2 minuty, mieszając. Wymieszaj sos sojowy, migdały i tofu. Delikatnie wymieszaj do połączenia.

90. Tofu w curry kokosowej

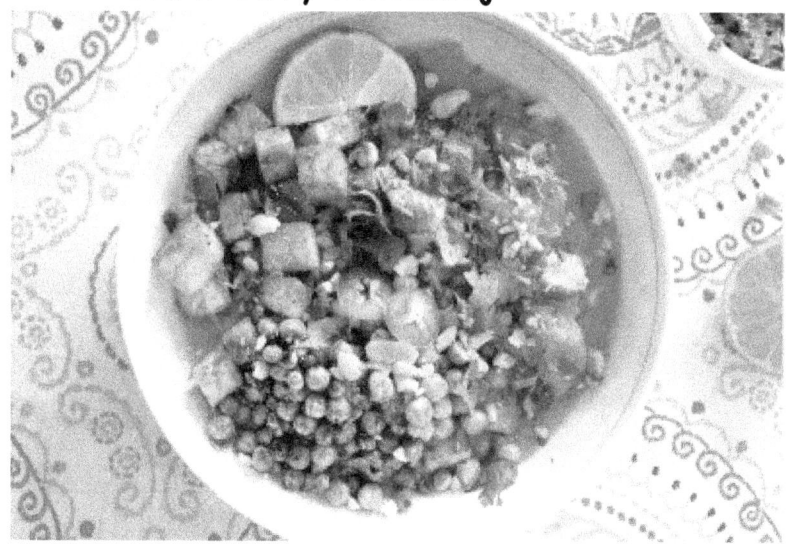

SKŁADNIKI

- 1 szklanka ugotowanego brązowego ryżu basmati
- 1 opakowanie twardego tofu, prasowanego
- 1 łyżka oleju rzepakowego
- ½ łyżeczki soli
- 1 duża cebula, przekrojona na pół i pokrojona w cienkie plasterki
- 1-2 łyżki czerwonej pasty curry
- ½ łyżeczki curry w proszku
- 4 szklanki różyczek brokułów
- 1 szklanka jasnego mleka kokosowego
- 3/4 szklanki bulionu warzywnego o obniżonej zawartości sodu
- 1 szklanka mrożonego zielonego groszku
- 1 duży pomidor, pokrojony na kawałki o wielkości 3/4 cala
- 2 łyżki soku z limonki

a) Rozgrzej olej na dużej patelni z powłoką nieprzywierającą na średnim ogniu. Dodaj tofu i smaż, obracając raz, przez 6 do 8 minut lub do złotego koloru. Posypać $\frac{1}{4}$ łyżeczki soli.

b) Dodaj cebulę na patelnię. Wymieszaj 1 łyżkę pasty curry, proszek curry i pozostałą $\frac{1}{4}$ łyżeczki soli. Dodać brokuły, mleko kokosowe, bulion i groszek. Doprowadzić do wrzenia.

c) Dodaj pomidor, sok z limonki i pozostawione tofu. Gotuj na wolnym ogniu, mieszając od czasu do czasu, przez 2 do 3 minut lub do momentu, aż tofu będzie gorące. Podawać z ryżem. Posypać orzechami makadamia.

91. Curry z soczewicy i kalafiora

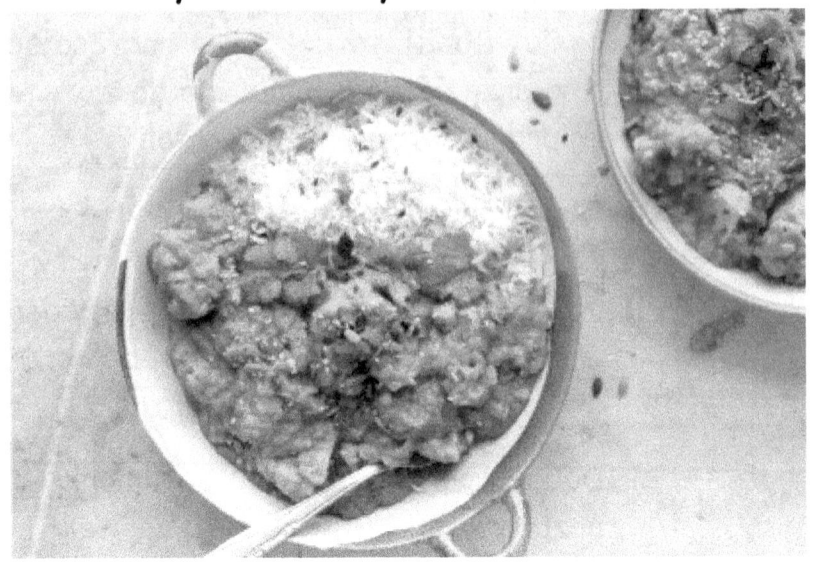

SKŁADNIKI

- 3 łyżeczki oleju rzepakowego
- 4 szklanki różyczek kalafiora
- ½ szklanki posiekanej cebuli
- ½ szklanki posiekanej marchewki
- 1 szklanka suszonej brązowej soczewicy
- 2 łyżeczki mielonego czosnku
- 1 łyżeczka curry w proszku
- 1 ½ szklanki bulionu warzywnego o obniżonej zawartości sodu
- ¼ łyżeczki soli
- ½ szklanki beztłuszczowego jogurtu naturalnego
- Świeże liście kolendry

a) Rozgrzej dużą, głęboką patelnię na średnim ogniu. Dodaj 2 łyżeczki oleju. Podgrzewaj przez 1 minutę. Dodaj kalafior.

b) Ponownie postaw patelnię na średnim ogniu. Dodaj pozostałą 1 łyżeczkę oleju oraz cebulę i marchewkę. Gotuj, mieszając, przez 3 minuty lub do momentu, aż warzywa zaczną mięknąć. Wymieszaj soczewicę, czosnek i curry. Gotuj, mieszając, przez 3 minuty, aby soczewica pokryła się przyprawami. Dodaj bulion. Doprowadź prawie do wrzenia. Częściowo przykryj patelnię i zmniejsz ogień. Gotuj na wolnym ogniu przez około 20 minut lub do momentu, aż soczewica będzie prawie miękka.

c) Dodaj kalafior na patelnię.

92. Wegetariańskie Picadillo z orzechami nerkowca

SKŁADNIKI

- 1 łyżka oliwy z oliwek
- 1 duża cebula, posiekana
- 3 ząbki czosnku, posiekane
- 8 uncji bezmięsnego burgera pokruszonego
- 1 ½ łyżeczki mielonego kminku
- ¼-½ łyżeczka płatków czerwonej papryki
- ½ łyżeczki soli
- 1 ½ funta pomidorów śliwkowych
- 3/4 szklanki czarnej fasoli z puszki
- 2 łyżki rodzynek
- 2 łyżki posiekanych czarnych oliwek

a) Prażymy orzechy nerkowca na dużej, głębokiej patelni na średnim ogniu, często mieszając, przez około 3 minuty .

b) Rozgrzej olej na tej samej patelni na średnim ogniu. Dodaj cebulę i czosnek i smaż, często mieszając, przez około 4 minuty lub do miękkości. Wymieszaj kruszonkę, kminek, płatki czerwonej papryki i sól. Gotuj i mieszaj przez 30 sekund.

c) Dodaj pomidory i dobrze wymieszaj, zdrapując dno patelni.

d) Zmniejsz ogień do niskiego. Wymieszaj fasolę i rodzynki. Przykryj i gotuj przez 5 minut lub do momentu, aż się rozgrzeje, a pomidory zmiękną. Dodaj oliwki i prażone orzechy nerkowca.

93. Makaron Soba Z Sosem Orzechowym

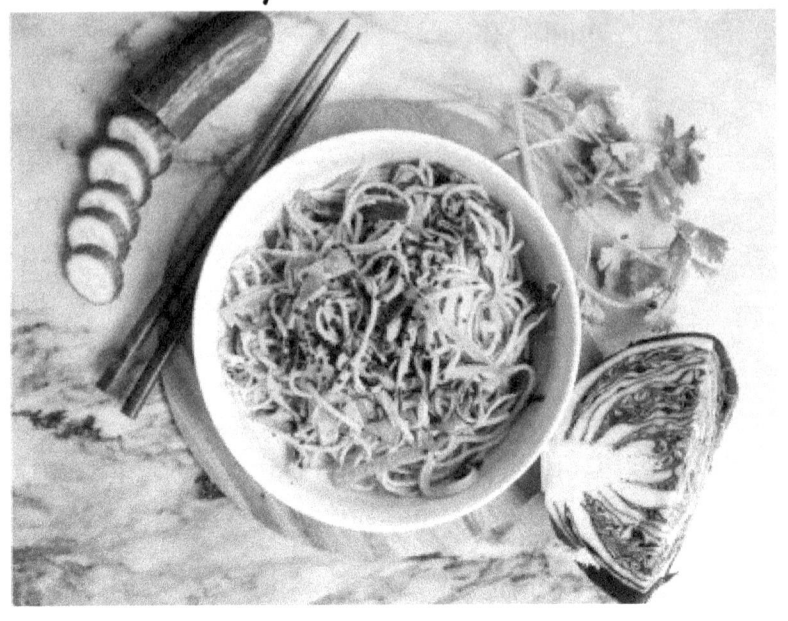

SKŁADNIKI

- ¼ szklanki wody
- 1 łyżka miodu
- 3 łyżki octu ryżowego
- 2 łyżki sosu sojowego o obniżonej zawartości sodu
- 1 łyżeczka startego świeżego imbiru
- 1 łyżka oleju sezamowego
- 1/8 łyżeczki pokruszonych płatków czerwonej papryki
- 8 uncji makaronu soba lub pełnoziarnistego
- 3 marchewki, pokrojone w małe zapałki
- 2 szalotki, posiekane

a) Połącz masło orzechowe, wodę, miód, ocet, sos sojowy, imbir, olej i płatki pieprzu w małym rondlu ustawionym na średnim ogniu. Doprowadzić do wrzenia i gotować, ciągle mieszając, przez 1 minutę. Odłożyć na bok.

b) Zagotuj garnek wody. Dodaj makaron i ponownie zagotuj. Gotuj makaron przez 4 minuty, następnie dodaj marchewki. Gotuj jeszcze 2 minuty lub do momentu, aż marchewki będą chrupiące. Odcedzamy makaron i marchewkę i przekładamy do dużej miski.

c) Wymieszaj makaron i marchewkę z cebulą i sosem orzechowym. Natychmiast podawaj.

94. Fusilli Z Pieczarkami I Boćwiną

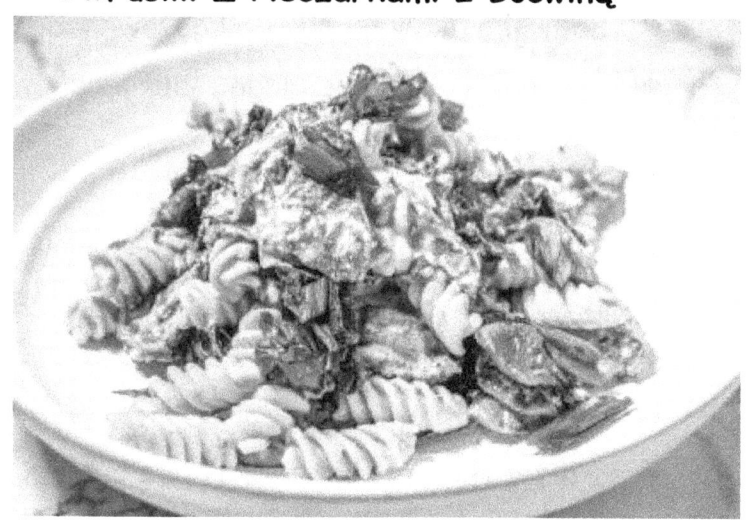

SKŁADNIKI

- 8 uncji makaronu fusilli, ugotowanego
- 12 uncji bezmięsnego burgera w kawałkach
- 4 duże szalotki
- 1 duży pęczek boćwiny, przycięty
- 10 uncji shiitake lub brązowych grzybów
- $\frac{1}{4}$ łyżeczki soli
- $\frac{1}{4}$ łyżeczki mielonego czarnego pieprzu
- 2 łyżki posiekanej świeżej natki pietruszki
- 1/3 szklanki startego parmezanu

a) W międzyczasie na dużej patelni rozgrzej 3 łyżki oleju na średnim ogniu i smaż pokruszone burgery, aż się rozmrożą i podgrzeją. Przełożyć na talerz i trzymać w cieple. Na patelnię wlej pozostałe 3 łyżki oleju. Dodaj szalotkę. Dodaj łodygi boćwiny. Gotuj przez około 4 minuty, często mieszając, aż zmięknie. Dodać grzyby, sól i pieprz. Gotuj przez 2 do 3 minut.

b) Dodaj natkę pietruszki i liście boćwiny i gotuj jeszcze 1 minutę .

c) Odcedzić makaron, zachowując 1/3 szklanki wody z gotowania. Włóż makaron i pozostałą wodę do garnka. Dodaj mieszankę boćwiny, pokruszone burgery i ser. Dobrze wymieszaj i natychmiast podawaj.

95. Papryka Nadziewana W Stylu Meksykańskim

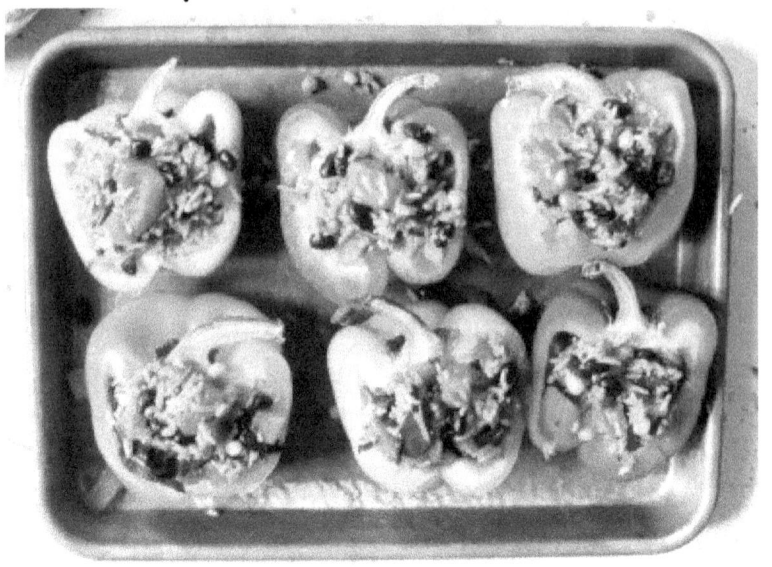

SKŁADNIKI

- 1 papryczka jalapeño
- 2 duże ząbki czosnku
- 1 puszka duszonych pomidorów
- ¼ szklanki bulionu warzywnego lub wody
- 2 łyżki chili w proszku
- 2 szklanki ugotowanego brązowego ryżu
- 3/4 szklanki mrożonych ziaren kukurydzy
- 2 śliwkowe pomidory, posiekane
- ½ cebuli, posiekanej
- 2 białka jaj
- ¼ łyżeczki soli
- 4 duże papryczki poblano
- 3/4 szklanki startego sera Monterey Jack

a) Zmiksuj papryczkę jalapeño, czosnek, duszone pomidory z sokiem, bulionem lub wodą oraz 1 łyżką stołową i 2 łyżeczkami chili w proszku w misie robota kuchennego

b) W średniej misce wymieszaj ryż, kukurydzę, pomidory śliwkowe, cebulę, białka jaj, sól, prażone orzechy i pozostałą 1 łyżeczkę chili w proszku. Papryczkę poblano lub cubanelle przekrój wzdłuż na pół, usuń łodygi i nasiona. Do każdej papryki włóż około ½ szklanki farszu

c) Przykryj naczynie folią i piecz przez 40 do 45 minut lub do momentu, aż papryka będzie miękka.

96. Zapiekanka Gnocchi

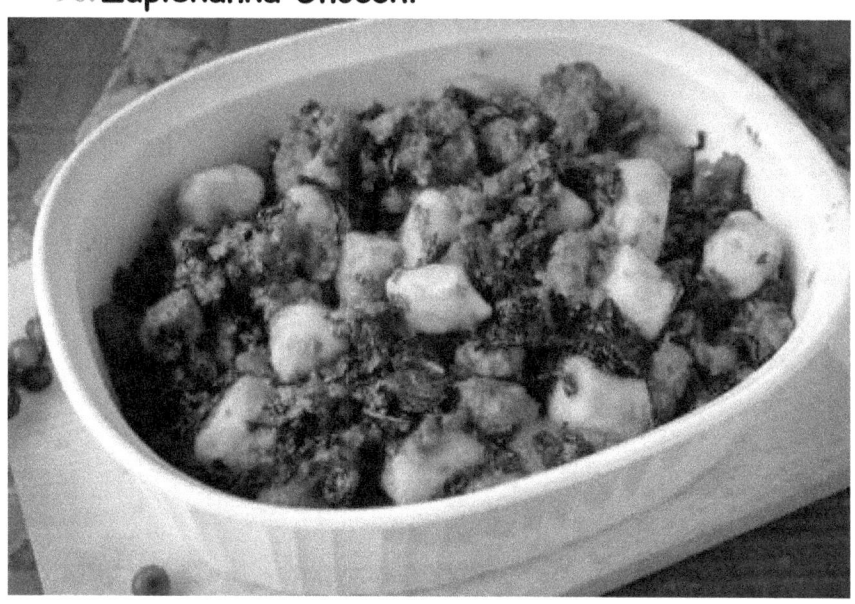

SKŁADNIKI

- 3/4 szklanki częściowo odtłuszczonego sera ricotta
- $\frac{1}{4}$ szklanki świeżej bazylii, pokrojonej w cienkie plasterki
- $\frac{1}{2}$ szklanki startej mozzarelli o obniżonej zawartości tłuszczu
- 2 łyżki startego parmezanu
- 1 jajko, lekko ubite
- 3 szklanki przygotowanego sosu marinara
- 1 opakowanie (16 uncji) gnocchi ziemniaczanych
- 2 szklanki liści szpinaku, pokrojonych w cienkie plasterki

a) Połącz ricottę, bazylię, migdały, ¼ szklanki mozzarelli, parmezan i jajko w małej misce. Mieszaj, aż się zmiesza. Odłożyć na bok.

b) Rozłóż cienką warstwę sosu marinara w naczyniu do pieczenia. Na sosie ułóż połowę gnocchi i szpinaku. Używając połowy mieszanki ricotty, połóż małe kulki na szpinaku. Przykryj kolejną cienką warstwą sosu. Czynność powtórzyć, kończąc sosem. Posyp pozostałą ¼ szklanki mozzarelli.

c) Piec przez 40 minut lub do momentu, aż wierzch się zarumieni, a ser lekko się zarumieni. Przed podaniem odstawić na 15 minut.

JEŚĆ

97. Filet Mignon z Musztardą

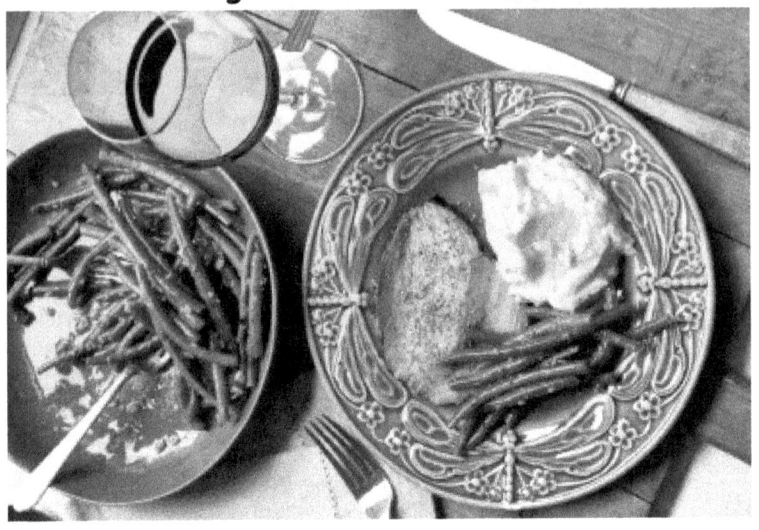

SKŁADNIKI

- 1 ½ funta małych czerwonych ziemniaków, przekrojonych na pół
- ½ łyżeczki soli
- 4 steki z polędwicy wołowej bez kości
- 3/4 łyżeczki zmielony czarny pieprz
- 1 łyżka + 1 łyżeczka musztardy ziarnistej
- 3 łyżki kwaśnej śmietany o obniżonej zawartości tłuszczu
- 1 mały pomidor śliwkowy, drobno posiekany
- 2 łyżki posiekanego świeżego szczypiorku
- 1 łyżka przygotowanego chrzanu
- 1 mała szalotka, posiekana

a) Umieść ziemniaki, olej i $\frac{1}{4}$ łyżeczki soli w naczyniu do pieczenia o wymiarach 9 x 9 cali i wymieszaj. Piec 30 minut.

b) Posyp steki z obu stron pieprzem i pozostałą $\frac{1}{4}$ łyżeczki soli. Ułożyć na przygotowanej patelni z brojlerami. Podgrzewaj od 2 do 4 cali z ognia przez 4 do 5 minut, aż się zrumieni.

c) Obróć i posmaruj wierzch 1 łyżką musztardy. Gotuj 3 do 4 minut.

d) Podczas gdy steki odpoczywają, przygotuj sos, mieszając w małej misce kwaśną śmietanę, pomidor, szczypiorek lub szalotkę, chrzan, szalotkę i pozostałą łyżeczkę musztardy, aż dobrze się wymieszają.

98. Grecka zapiekanka z bakłażana

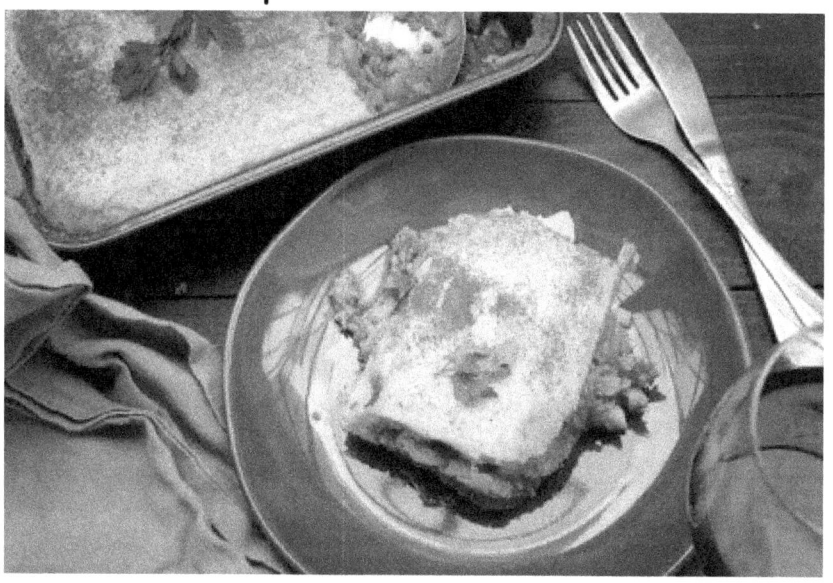

SKŁADNIKI

- 1 cebula, posiekana
- 2 ząbki czosnku, posiekane
- 3/4 funta 97% chudej mielonej wołowiny
- 1 puszka pomidorów pokrojonych w kostkę bez dodatku soli
- $\frac{1}{4}$ szklanki koncentratu pomidorowego
- $\frac{1}{2}$ łyżeczki mielonego cynamonu
- $\frac{1}{4}$ łyżeczki zmielonego ziela angielskiego
- 2 bakłażany, obrane i przekrojone wzdłuż
- 2 szklanki 1% mleka
- 3 łyżki skrobi kukurydzianej
- $\frac{1}{2}$ szklanki startego sera Romano

a) Podgrzej dużą patelnię pokrytą sprayem do gotowania na średnim ogniu. Smaż cebulę i czosnek przez 3 minuty lub do momentu, aż cebula zacznie mięknąć. Dodaj wołowinę i gotuj przez 5 do 7 minut . Wymieszaj pomidory , koncentrat pomidorowy, cynamon i ziele angielskie. Doprowadzić do wrzenia.

b) Połóż połowę bakłażana na przygotowanej blasze do pieczenia i posmaruj 3 łyżkami oleju. Burda

c) W małym rondlu wymieszaj mleko i skrobię kukurydzianą. Doprowadzić do wrzenia i wmieszać ser.

d) W naczyniu do pieczenia ułóż połowę bakłażana, a następnie połowę sosu mięsnego. Powtarzać. Na wierzchu rozsmaruj sos serowy. Smaż przez 3 minuty .

99. Wieprzowina pekan w pięciu smakach

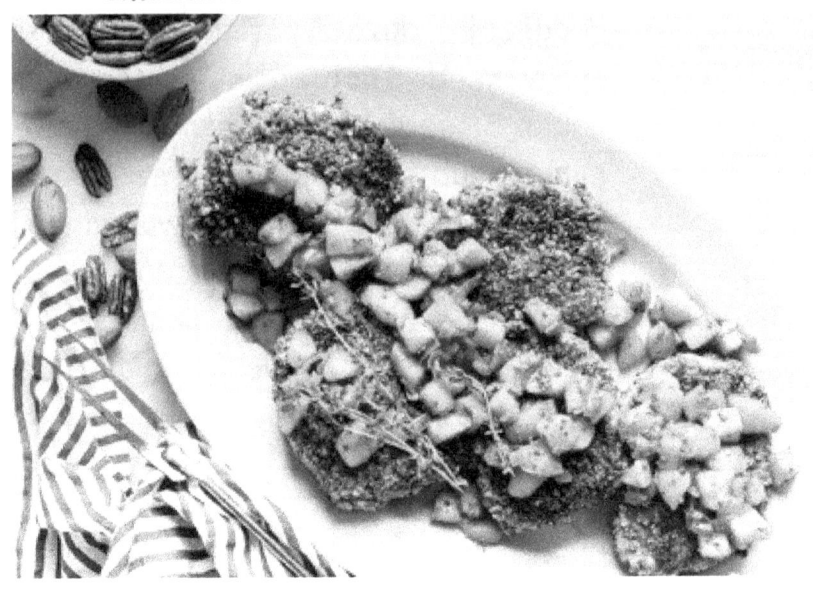

SKŁADNIKI

- 1 funt polędwicy wieprzowej, przekrojonej na dwie części
- 2 łyżeczki proszku pięciu smaków
- ¼ łyżeczki soli
- 2 łyżeczki margaryny trans-free
- 3 duże jabłka Granny Smith
- ½ szklanki suszonej żurawiny

a) Natrzyj sproszkowaną przyprawą i ¼ łyżeczki soli ze wszystkich stron każdego kawałka polędwicy.

b) Rozpuść 1 łyżeczkę margaryny na małej patelni z powłoką nieprzywierającą na średnim ogniu. Dodaj mięso i smaż, obracając w razie potrzeby, przez około 4 minuty lub do momentu, aż zrumieni się ze wszystkich stron. Przykryj i kontynuuj gotowanie, obracając od czasu do czasu, przez około 12 minut

c) W międzyczasie połącz jabłka, żurawinę, pozostałą łyżeczkę margaryny, orzechy pekan, wodę i pozostałą szczyptę soli na ciężkiej patelni ustawionej na średnio-wysokim ogniu.

d) Smaż, od czasu do czasu potrząsając patelnią, aż płyn prawie odparuje, a jabłka zmiękną. Podawać z medalionami wieprzowymi.

100. Grillowane kotlety schabowe z pomarańczą

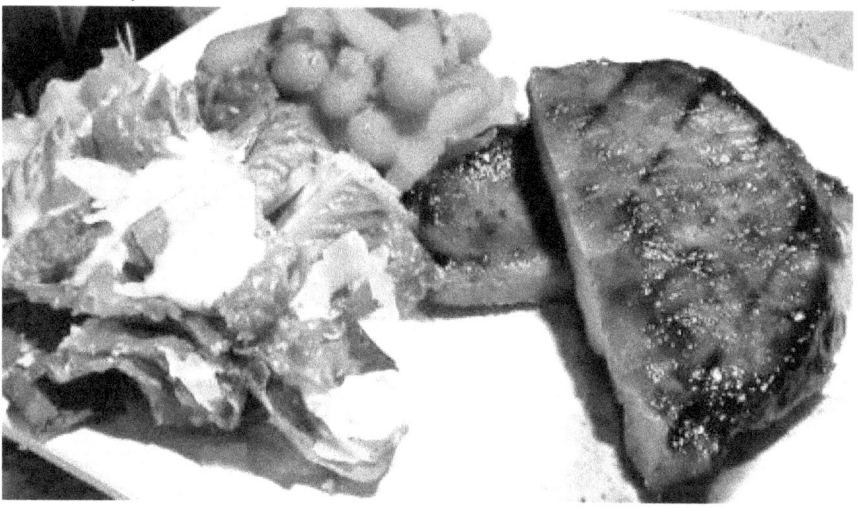

SKŁADNIKI

- 2 pomarańcze
- ½ małej czerwonej cebuli, pokrojonej w cienkie plasterki
- ½ łyżeczki mielonego czarnego pieprzu
- ½ łyżeczki wędzonej papryki
- ½ łyżeczki soli
- 4 kotlety schabowe bez kości

a) Posmaruj ruszt grillowy lub ruszt na patelni brojlerów sprayem do gotowania. Rozgrzej grill lub grill.

b) Z pomarańczy odetnij skórkę i biały miąższ. Trzymając pomarańcze nad średnią miską, aby wycisnąć sok, przetnij je między błonami, aby uwolnić segmenty i pozwolić im opaść do miski. Ściśnij membrany, aby puścić sok do miski. Do miski dodaj oliwki, cebulę i pieprz. Wrzucić do połączenia.

c) Połącz paprykę i sól w małej misce. Nacieramy kotlety z obu stron. Grilluj lub piecz, obracając raz, przez 6 do 10 minut lub do momentu, gdy termometr włożony w środek kotleta wskaże 55°F. Podawaj kotlety polane mieszanką pomarańczową.

WNIOSEK

Kończąc naszą podróż po „Ustawie o równowadze: książce kucharskiej o niskiej zawartości białka" mamy nadzieję, że odkryłeś, że dieta niskobiałkowa nie oznacza pożegnania z kulinarnymi przyjemnościami. Zamiast tego jest to okazja do poznania nowych smaków, składników i technik gotowania, które są zgodne z Twoimi celami dietetycznymi, jednocześnie kusząc Twoje kubki smakowe.

Niech przepisy zawarte na tych stronach zainspirują Cię do tworzenia posiłków, które będą nie tylko odżywcze, ale także satysfakcjonujące zmysły. Zachowaj równowagę między zdrowiem a przyjemnością i wiedz, że każde danie, które przygotujesz, to krok w stronę zdrowszego i szczęśliwszego Ciebie.

Dziękujemy, że mogliśmy być częścią Waszej kulinarnej przygody. Kontynuując podróż po świecie kuchni niskobiałkowej, odnajduj radość, satysfakcję i dobre samopoczucie w każdym kęsie, a Twoja podróż będzie wypełniona zachwycającym odkrywaniem niezliczonych smaków, jakie ma do zaoferowania ta kulinarna ścieżka.

www.ingramcontent.com/pod-product-compliance
Lightning Source LLC
Chambersburg PA
CBHW070509120526
44590CB00013B/795